流行病学原理及实践研究

张　乐　于志刚　刘德辉　主编

山 东 大 学 出 版 社

《流行病学原理及实践研究》
编委会

　　本书的完成受到国家级大学生创新创业训练计划项目（编号：201710439206）的资助，是山东第一医科大学教研课题（编号：XY2018042 和 XY2018043）的成果之一。

前　言

流行病学是预防医学及公共卫生专业的主干课程，也是其他非预防医学专业医学生的必修课程，因此，这门课程的教学质量至关重要，关系到医学院校的培养方案能否顺利完成，以及医学生的培养质量如何。

目前，一场关于教学方法的改革方兴未艾，医学院校也积极参与其中。这场教学方法改革的核心是提高学生的自主学习能力，一些混合式教学模式，如问题式学习（PBL）、以临床病例为基础的学习（CBL）和小组合作学习（TBL）等被广泛应用到了医学课程的教学中。目前，我国大部分医学院校开展流行病学课程的教学方法仍然以传统的课堂讲授为主，学生依靠课本、实习指导等纸质资料，辅以教师准备的演示文稿进行学习。在这种模式下，学生虽对某些理论较易掌握，但难以充分培养自主学习能力，也难以激发学习热情，这种以理论为主的教学方法不利于提高学生综合分析和解决实际问题的能力。

少数医学院校虽然采取了基于 PBL、CBL、TBL 的教学模式，但往往存在若干问题，如所编写的教学案例大多过于生硬——案例分析的目的是提高学生对该门课程的兴趣，但大多数案例分析课最终转化成了一堂习题课，从而挫败了学生自主学习的积极性。此外，所编写的案例覆盖面较小，往往仅针对某一章节的若干个知识点，不利于学生综合能力的提高。

在对流行病学这门课的教学中笔者也深深体会到，目前的教学模式存在一些问题，如过度讲解流行病学，轻度讲解现场流行病学；重方法，轻应用，导致学生学习效果差。从流行病学教学的现状来看，激发学生的学习热情，建立流行病学思维方式，注重教学内容的先进性和实用性，提高学生解决实际问题的能力，提高学生去伪存真、甄繁就简的能力，以及引发医学人文思考是流行病学教学改革的当务之急。

本书以人民卫生出版社第 6 版的《流行病学》教材为依托，主要内容包括绪论、描述性流行病学、队列研究、病例对照研究、流行病学实验、筛检与诊断试验、病因与病因推断、偏倚及其控制等。同时，为了提高学生解决问题的能力，本书还增加了群体性不明原因疾病的调查、突发公共卫生事件调查、医学文献评价等内容。本书所选案例具有较强的趣味性，可以提高学生自主学习的动力，适合无相关理论基础的人使用。

本书的完成受到了山东省高水平应用型专业建设项目的资助，文中教学案例的资料来源有以下几个（在文中均有标注）：教材中现有的案例，期刊论文，网络报道。需要注意的是，在编写教学案例时，对这些资料进行了改编及加工，并非简单的摘抄。另外，本书的编写历时一年，在此过程中得到了笔者的爱人曹爽女士、儿子张珈宁及女儿张珈铭的大力支持，在此一并表示感谢。

本书可以作为预防医学专业师生的教辅材料，但由于著者水平所限，书中难免有疏漏之处，望请读者谅解。

本书各编委的贡献如下：

第一章：张乐（曹爽）

第二章：于志刚（李程、刘仲、胡光春）

第三章：尹玉岩（贾卓、李建卓、杨月莲）

第四章：孙洁（张瑛、王蔚茹、刘素萍、王丽珩）

第五章：张乐（曹爽）

第六章：张乐（曹爽）

第七章：孙湛（李健、孙波、林哲）

第八章：张乐（曹爽）

第九章：张峰（齐玉清、徐名芳、黄蓉蓉）

第十章：黄燕（谢梦娇、秦川、刘孝泽）

第十一章：刘德辉（何漾、尚士博、朱海宁）

参考答案由张乐、于志刚、刘德辉共同整理。

张乐

2018 年 4 月 2 日

于山东第一医科大学

目　录

第一章 绪 论

【重点及难点】

(1)流行病学的概念及内涵。

(2)流行病学的研究方法。

(3)流行病学研究的基本特征。

第一节 流行病学简史

案例：死亡地图

第一幕

因《百年孤独》而获得诺贝尔文学奖的马尔克斯,还有另外一篇经典著作《霍乱时期的爱情》。马尔克斯在该书中这样描述疫情的爆发:"当乌尔比诺医生踏上故乡的土地,从海上闻到市场的臭气以及看到污水沟里的老鼠和在街上水坑里打滚的一丝不挂的孩子们时,不仅明白了为什么会发生那场不幸,而且确信不幸还将随时再次发生。所有的霍乱病例都是发生在贫民区……设备齐全的殖民地时期的房屋有带粪坑的厕所,但拥挤在湖边简易窝棚里的人,却有三分之二在露天便溺。粪便被太阳晒干,化作尘土,随着十二月凉爽宜人的微风,被大家兴冲冲地吸进体内……"

问题讨论 1

问题 1：通过这段描述，马尔克斯认为霍乱的传播途径是什么？你认为这种论断正确吗？

> 答：通过这段描述，马尔克斯认为霍乱的传播途径是空气传播。
>
> 根据以上资料，尚不能认为霍乱的传播途径是空气传播，还需要严格的论证。案例当中还提到了污水、贫民区等因素的影响。马尔克斯并没有排除污水及较差的卫生条件对霍乱传播的影响。

问题 2：请你利用掌握的知识，阐述可以明确确定霍乱病因的途径。

> 答：（1）在霍乱这一疫情发生后，首先应去发病的现场进行调查，查找可能引起疾病的影响因素。
>
> （2）对收集的相关因素进行分析，看所怀疑的病因与霍乱疾病的分布是否一致。
>
> （3）对所怀疑的病因采取措施进行控制后，若霍乱疾病发生率下降，然后经过相关统计学分析，则可以初步认为找到了霍乱病因。

第二幕

> 关于霍乱的病因，早期人们大多相信是土壤中散发出的有毒瘴气侵害了人体，这就是著名的"瘴气说"。但英国医生约翰·斯诺（John Snow）却对"瘴气说"十分怀疑，他的质疑理由是：如果是有害气体，为什么最先感染的器官不是鼻子和肺，而是肠胃？为什么与住满患者的楼房相对的房屋竟能幸免于"瘴气"的飘入？

问题讨论 2

问题 3：你认为约翰·斯诺的质疑有道理吗？

答：约翰·斯诺的质疑并非完全正确。

　　对于"如果是有害气体，为什么最先感染的器官不是鼻子和肺而是肠胃"这一质疑不正确，一般来说，有毒物质都有其各自的靶组织或器官，先接触的部位并不一定会受到伤害；对于"为什么与住满患者的楼房相对的房屋竟能幸免于'瘴气'的飘入"这一质疑是正确的，这就说明霍乱不是经空气传播的。

第三幕

　　公元 1854 年前的伦敦，坐拥 250 万人口，是世界上最大的城市。虽然表面上伦敦人生活在一个现代化工业大都市中，但是"金玉其外，败絮其中"，公共基础设施依旧落后不堪。那时候的伦敦完全是一个臭气熏天、令人作呕的城市：污水池排放系统老旧，化粪池就安置在家家户户的地窖下，气味逼人；同样，死亡的家畜任凭尸骨腐烂，不能处置完全。

　　在这样的环境下，几乎每隔三四年，就会有一场霍乱横扫伦敦，并波及整个英国。那时候，人们普遍认为这种传染病是通过空气传播的，所以臭气才是霍乱的根源。于是，伦敦政府让家家户户清空化粪池，将排泄物倒到泰晤士河里去。他们认为，只要排泄物顺河被冲走，气味就会消失，人们就不会被传染疾病。

问题讨论 3

问题 4：你认为伦敦政府的做法对吗？会不会有限遏制霍乱的肆虐？

答：不对，这样并不会遏制霍乱的肆虐。将排泄物倒到泰晤士河里，水会被污染，滋生更多的有毒有害物质，可能会导致介水传染病的发生。

第四幕

> 1854 年 8 月 28 日,一个居住在伦敦 Soho 区的 5 个月大的女婴不幸染上霍乱。该区域的化粪池正好位于一台主要的抽水机旁边,这台抽水机是日常供给全部 Soho 区居民及附近区域民众用水所用的。数天之后,一场英国历史上最惨绝人寰的霍乱爆发了。
>
> 得病的人们毫无休止地泻出米汤一样的液体,继而喷射般地狂吐,不久身体便失水皱缩,眼眶塌陷,血液黏稠以致皮肤呈现深蓝和褐色。接下来的时间内,平均每天都会有超过 50 人死于这场疾病。Soho 区里的居民持续死亡,很多家庭一两天内全家毙命,没人知道原因,也没有能力制止。

问题讨论 4

问题 5:霍乱患者的致死原因是什么?

> 答:从资料描述可以看出,霍乱患者由于剧烈的腹泻和呕吐,可引起脱水、肌肉痉挛,严重者会导致外周循环衰竭和急性肾衰竭。患者一般以轻症为多见,带菌者亦较多,但重症及典型患者治疗不及时可死亡。

问题 6:上述资料还可以为霍乱病因学研究提供哪些有用的信息?

> 答:通过这台抽水机是全部 Soho 区居民及附近区域民众的所有日常用水的来源,有理由认为这台抽水机的水与霍乱的发生有关,这就为病因研究提供了线索。

第五幕

约翰·斯诺认为，霍乱实际上是一种以水为媒介传染的疾病，而非通过空气传染，但是却没有一个人相信他。这时候，约翰·斯诺医生来到了 Soho 区，他认为，这次瘟疫的爆发或许可以让人们相信，霍乱其实是通过饮用水而不是空气威胁人们的。他也开始怀疑：这么集中的瘟疫爆发，很可能始于一个单一的传染源头。他开始疯狂地收集数据，挨家挨户地采访当地还活着的居民。

通过与当地居民交流和大量的数据分析，约翰·斯诺画了张图（下图便是其手稿），标出了所有死于霍乱的人数。他发现：喝过这个水泵里水的人在不停地患病，没有喝过的人群则没有霍乱案例。

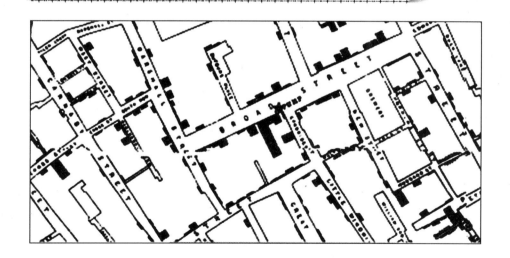

以下是约翰·斯诺医生写给《医疗时报和公报》（*Medical Times and Gazette*）编辑的一封信：

"我从病发现场发现，几乎所有的死亡案例都发生在街头宽街（Broad Street）水泵附近。只有 10 名死亡案例的住所靠近另一个街头水泵。而其中 5 位死亡者的家属告诉我，他们一直使用宽街水泵，原因是宽街水泵离得更近些。有 3 户死亡患者的家属确认，病亡的孩子所在学校就在宽街水泵附近。

查询结果表明,除了饮用宽街水泵的水的居民外,伦敦其他地方并没有明显爆发霍乱。

鉴于宽街水泵附近发生的 61 例死亡,我认为死亡原因是患者生前饮用过宽街水泵的水,无论是直接还是间接。

鉴于我所发现的结果,决定移除宽街水泵的把手。"

——约翰·斯诺

问题讨论5

问题 7:通过前面那张死亡地图手稿,你能得出哪些重要结论?

答:约翰·斯诺到病发现场绘制的死亡地图描述了霍乱的分布特征,发现死亡案例的分布基本上与供水范围一致,围绕水泵向周围扩散。非水泵供水位置无死亡案例出现,另外非水泵供水范围居住区内的死亡案例与其活动范围中存在的水泵供水有关。

问题 8:地图的绘制采用了什么理论和技术?

答:采用了标点地图法,对伦敦宽街的霍乱流行及不同供水区的死亡情况进行了调查分析。

第六幕

随着这张"死亡地图"的诞生,一切都变得清晰了起来:水泵正好在地图的中央,离水泵越远,死亡人数越少。经过大量调查和数据分析,约翰·斯诺进一步印证了自己之前的猜想:水泵中的水正是导致霍乱爆发的根源,霍乱是水传播疾病。这张图后来又被其他人绘制成各种不同的样式,但是结果都指向地图中心的水泵。

问题讨论 6

问题 9：在确定了霍乱病因后，你认为应采取何种措施，以预防和控制霍乱？

答：霍乱是水传播疾病，要切断传播途径，封闭被传染病病原体污染的场所和公共饮用水源，必要时对饮用水进行消毒和食品管理。

第七幕

　　在这个事件的帮助下，约翰·斯诺在接下来的几年完成了一系列更深入的研究，试图用科学说服政府。经过几年漫长的"斗争"后，政府终于慢慢"开窍"了，他们开始倾听约翰·斯诺的理论，后者成功说服伦敦市政府将抽水机手柄移走。

　　仅仅四年过后，1858 年 6 月，斯诺因病逝世。

　　1866 年，当又一波霍乱在伦敦爆发的时候，政府这回坚信了"水"是问题的根源。他们开始在伦敦建立下水道，而且立即告诉每家每户饮用前务必把水烧开。这次也成了英国历史上最后一次爆发霍乱。

　　在那个公共健康体系尚未健全的年代，约翰·斯诺成了挽救民族命运的英雄，他的这项研究也被公认为是现代流行病学的开端。

问题讨论 7

问题 10：什么是流行病学？在此次事件中流行病学有哪些突出贡献？

答：流行病学是研究人群中疾病与健康状况的分布及其影响因素，并研究防治疾病及促进健康的策略和措施的科学。

　　在此次事件中，通过流行病学的病因学理论找到了引起霍乱的病因，而且通过干预成功地控制了霍乱的进一步流行。

问题 11：在这项研究中，使用了哪些流行病学的思想和方法？

答:运用描述性流行病学方法来揭示霍乱的流行现象,然后借助分析性流行病学的方法找出流行与分布的规律和原因,最后通过实验流行病学的方法找出预防和控制的策略及措施。

问题12:你认为关于霍乱病因的研究结束了吗?还应该进行哪方面的研究?

答:关于霍乱病因的研究并没有结束,因为还没有找到是水中哪种物质引起的霍乱,即引起霍乱的病原体。

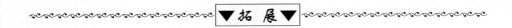

▼ 拓 展 ▼

不论多么坚信自己的猜测,约翰·斯诺这位公共卫生界的先驱终究还是带着一个假说进了坟墓;他也无法得知,正当自己在伦敦的诊所对着一张缩小了 2000 倍的地图描点,企图对"米汤便"溯源时,远在 1000 公里外的意大利,另一个人正从另一个极端出发,用显微镜将同样的液体放大了数百倍。

菲利普·帕西尼(Philips Pacinian)原先是位牧师,后来半路出家学起了解剖。当时,持续近 20 年的亚洲霍乱也波及了他所在的佛罗伦萨。帕西尼从患者样品中观察到了成千上万微微弯曲的棒状小东西。帕西尼将它们命名为"弧菌"(Vibrio,拉丁语意为"颤抖"),意思是会甩着尾巴四处游动的小东西。那些"印度进口"的病原体被观察完毕后,苟延残喘了 2 年就纷纷死光了。不过,在接下来的后半生,信奉"眼见为实"的帕西尼继续用显微镜检查了所有能找到的霍乱样品,包括血液、粪便甚至死人的内脏黏膜。他发表了许多文章,论证霍乱是一种传染病,不由"瘴气"却由"小东西"所致,患者内脏上皮细胞严重受损,人体严重脱水。仅凭这些解剖学症状,帕西尼竟然预言了十分正确的治疗方法,即给患者注射盐水。帕西尼的最后一篇文章发表在他去世前 3 年。可惜,那时的学术界仍然被"瘴气说"所统领,在 1874 年的国际卫生会议上,21 国政府投票一致决定"导致霍乱的坏东西仍旧在空气里乱飞"。帕西尼的论文甚至从来没有被翻译成英文。

在离开人间 82 年之后,帕西尼的观察终于得到了世人的承认,他的成就也被光荣地烙印在致病菌的大名之上——"霍乱弧菌-帕西尼 1854"。

恰巧就在帕西尼去世的那一年,科赫被派到霍乱横行的埃及,对死亡的患者逐一解剖观察。科赫的显微镜下重现了 30 年前帕西尼看到的景象——弧形且带尾巴的"逗号"杆菌专一地出现在霍乱患者的肠道黏膜上。这一年年底,当埃及的霍乱得到控制后,科赫主动请愿前往病情肆虐的印度继续研究。几个月后,他终于在实验室中培养出了帕西尼当年没能保住的菌种,并根据细菌繁殖和传播的特点总结出了控制霍乱流行的方法,直到今天仍使人类受益。科赫的"名人效应"使得自己的发现较之以前更容易得到人们的注意,他带着全队人马和纯净的霍乱弧菌回到了祖国,并得到了如民族英雄般的欢迎。

荣获 1905 年的诺贝尔医学奖是对科赫几十年工作的肯定,其中包括对霍乱弧菌的认可和对"瘴气说"的否定。这个行踪在 50 年前被斯诺追踪,外貌被帕西尼详加记录,又在 20 年前被科赫在实验室培养出的细菌的致病性终于尘埃落定。读到这里,大家恐怕也能看出,马尔克斯对"飘散风中的致病物质"的优美描写却是不尽准确的。

今日,"科赫"这个名字被命名了一座月亮环形山,与"儒勒·凡尔纳"比邻而居,这也是对他的最好纪念。

第二节　流行病学研究方法及应用

PBL 教学部分

背景

> 　　对于流行病学研究的方法,我们可能都很陌生,但是对于雾霾和 PM2.5 却较为了解,各地"烟雾缭绕成仙境""日啖雾霾三百克"的现象不胜枚举。据报道,雾霾可以导致肺癌,你认为这个假说正确吗?我们应该如何加以验证呢?请说出你的想法。

第一幕

> 　　方法一
> 　　分别选择民族、风俗习惯及取暖方式等因素基本一致,但雾霾较为严重、一般及无雾霾的三个地区,比较这三个地区肺癌死亡率的高低,从而初步判断雾霾是否可以导致肺癌。这种方法我们称之为"现况研究"或"横断面研究"。

问题讨论 1

问题 1：请查阅相关文献，了解现况研究的相关知识。

第二幕

方法二

选择全国环境监测的 102 个重点城市，分别统计各地历年雾霾天气的天数以及肺癌的发病率，并利用统计学知识计算二者的相关系数。如果二者密切相关的话，可初步认为雾霾能导致肺癌。这种方法我们称之为"生态学研究"。

问题讨论 2

问题 2：请查阅相关文献，了解生态学研究的相关知识。

第三幕

方法三

对确诊的 1000 例肺癌患者进行调查，询问其在发病前接触雾霾的情况，然后对调查结果进行分析。如果大多数患者都接触过雾霾的话，可初步怀疑雾霾能导致肺癌。这种方法我们称之为"病例报告"。

问题讨论 3

问题 3：请查阅相关文献，了解病例报告的相关知识。

问题4：你认为以上研究方法能确证雾霾是肺癌的病因吗？如果不能的话，以上研究的意义何在？

答：以上研究方法尚不能确证雾霾是肺癌的病因，但是，通过以上研究可以提供病因线索，从而为后续的病因研究提供依据。

问题5：以上三种方法都属于流行病学研究方法中的描述性流行病学。请在查阅相关文献的基础上，对描述性流行病学的特征及优缺点进行总结。

答：描述性流行病学研究设计时一般不需要设立对照组，也无研究假设，因此，这种研究简单易行，便于操作。缺点是只能描述疾病或健康状况在人群中的数量和分布，不能分析暴露与效应之间的因果关系。

第四幕

方法四

按照是否接触雾霾以及接触雾霾严重程度的不同，将人群分为不同的组别，各组之间其他因素基本一致。然后比较各组别人群的肺癌发病率，并进行统计分析。如果接触雾霾程度越严重，肺癌发病率越高的话，可认为雾霾能导致肺癌。这种方法我们称之为"队列研究"。

问题讨论4

问题6：请查阅相关文献，了解队列研究的相关知识。

第五幕

> 方法五
>
> 分别选择1000名肺癌患者和2000名非肺癌人群，询问其接触雾霾的情况，并进行统计分析。如果前者接触雾霾的天数及严重程度显著高于后者的话，可初步认为雾霾能导致肺癌。这种方法我们称之为"病例对照研究"。

问题讨论5

问题7：请查阅相关文献，了解病例对照研究的相关知识。

问题8：队列研究和病例对照研究都属于流行病学研究中分析性流行病学的范畴，请结合案例说明二者的区别。

> 答：队列研究与病例对照研究虽然都是分析性流行病学的研究方法，但是也有一些不同之处，主要表现在：一是因果研究的方向不同：队列研究是由因及果，病例对照研究是由果及因；二是队列研究论证因果假说的能力强于病例对照研究；三是队列研究需要前瞻性随访，病例对照研究则不需要。

第六幕

> 方法六
>
> 上述各种方法都是在自然状态下实施的，我们统称为"观察法"。除了这些方法，我们是不是还可以在实验条件下完成呢？例如，选择100只小白鼠作为实验组，另外选择100只可比的小白鼠作为对照组。使前者吸入雾霾的主要成分，后者则不施加任何措施。然后，比较两组之间肺癌的发生率，如果前者显著高于后者的话，可认为雾霾能导致肺癌。这种方法我们称之为"实验流行病学"。

问题讨论 6

问题 9：你认为用动物做实验存在什么问题？

> 答：用动物做实验存在的最主要问题是研究结果的外推，即动物实验的结果很难直接应用到人类身上。

问题 10：请查阅相关文献，了解实验流行病学的相关知识。
问题 11：请分析实验法和观察法的区别。

> 答：实验法和观察法是流行病学研究最主要的两种方法，二者的最大区别是前者需要人为施加干预措施，而后者不需要。

在完成以上任务的基础上，请解决下面案例（"反应停事件"）中的相关问题。

案例部分 反应停事件

案例背景

在医药发展历史上，"反应停"是最常被提及的名字之一，其至今还让现代医学蒙羞。"反应停"的学术名为"沙利度胺"，可用于治疗晨吐、恶心等妊娠反应，是"孕妇的理想选择"（当时的广告语）。"反应停"问世后很快风靡欧洲多国、加拿大及日本等17个国家，据说光是联邦德国1个月就卖出了1吨。后来，澳大利亚产科医生威廉·麦克布里德（William MacBride）在英国《柳叶刀》杂志上报道"反应停"能导致婴儿畸形。在麦克布里德接生的产妇中，有许多人产下的婴儿患有一种以前很罕见的畸形症状——海豹肢症，表现为四肢发育不全，短得就像海豹的鳍足。实际上，这时候在欧洲和加拿大已经发现了8000多名海豹肢症患儿，麦克布里德第一个把他们和"反应停"联系了起来。从1961年11月起，"反应停"在世界各国陆续被强制撤回。经过长时间的法律较量，研发"反应停"的德国公司同意赔偿受害者的损失并因此而倒闭。

第一幕

在沙利度胺（反应停）发明以前，短肢畸形也有发生，但正常情况下很少见。1959～1961 年，欧洲出现了万余例海豹式的短肢畸形。著名期刊《柳叶刀》刊登了麦克布里德的一篇文章，文中指出"一般新生儿中约有 1.5% 发生畸形，而服用过反应停的孕妇所生的婴儿患畸形的发生率高达 20%"。

另外，还有很多专家分析了不同国家和地区发生短肢畸形的病例数与反应停销售量的关系，结果显示二者呈显著的正相关，反应停销售量越大的国家和地区，短肢畸形病例数就越多。

问题讨论 1

问题 1：该资料中，对短肢畸形病因的研究采用了哪些流行病学研究方法？

答：该资料中对短肢畸形病因的研究，采用了描述性流行病学方法中的现况研究及生态学研究。

问题 2：这些研究处于流行病学研究的哪个阶段？有什么重要意义？

答：这些研究处于流行病学研究的第一阶段"揭示现象"，即揭示流行（主要是传染病）或分布（其他疾病、伤害与健康）的现象。

描述性流行病学方法可描述人群中疾病或健康状况及暴露因素的分布情况，目标是提出病因假设，为进一步的调查研究提供线索。它在揭示暴露和疾病的因果关系的探索过程中是最基础的步骤，任何因果关系的确定均始于描述性研究。它既是流行病学研究的起点，也是其他流行病学研究方法的基础。

第二幕

魏克尔（Weicker）等人在 1963 年报告了他们的研究成果。他们调查了 50 例海豹肢畸形婴儿，其中母亲服用沙利度胺者 12 例；同医院同期出生的无畸形婴儿 90 例，其中母亲服用沙利度胺者 2 例，两组母亲反应停服用率分别为 24.0％和 2.2％。经检验，母亲服用沙利度胺的比例，病例组比对照组高，差异有统计学意义。在研究过程中，同时剔除了放射线、避孕药、堕胎药、去污剂等因素，只有反应停有意义。

问题讨论 2

问题 3：该资料中，对短肢畸形病因的研究采用了哪些流行病学研究方法？

答：主要采用了病例对照研究的方法。

问题 4：这些研究处于流行病学研究的哪个阶段？有什么重要意义？

答：处于流行病学研究的第二阶段"找出原因"，即从分析现象入手找出流行与分布的规律和原因。

这是分析性流行病学的方法之一，即借助第一阶段提出人群中疾病或健康状况及暴露因素的分布情况，提出影响因素（产生的假设），对假设进行检验，看是否具有因果关系。

问题 5：该研究与第一幕资料中的研究有什么异同点？

答：相同点：都属于观察性的研究方法，不对研究对象采取任何干预措施；暴露因素的分布都是随机的。

不同点：病例对照研究中需要设立对照组，而描述性流行病学一般不需要设立对照组。

第三幕

> 1963年,麦克布里德又报告了他的另一项研究成果:某医院妇产科曾在孕妇中应用了反应停,当反应停被怀疑有致畸作用后,他们立即进行了前瞻性的研究:以怀孕后8周内有服用反应停者24例为暴露组,以早期无服用反应停者21434例为非暴露组,结果发现,暴露组有肢体缺陷者10例,非暴露组有肢体缺陷者51例。经检验,两组之间肢体缺陷发病率差异有统计学意义。服用反应停药物发生短肢畸形的相对危险度为175。

问题讨论3

问题6:该资料中,对短肢畸形病因的研究采用了哪些流行病学研究方法?

> 答:采用了前瞻性队列研究的方法。

问题7:这些研究处于流行病学研究的哪个阶段? 有什么重要意义?

> 答:处于流行病学研究的第二阶段"找出原因",即从分析现象入手找出流行与分布的规律和原因。
>
> 这是分析性流行病学的方法之一,借助第一阶段提出人群中疾病或健康状况及暴露因素的分布情况,提出影响因素(产生的假设),对假设进行检验,看是否具有因果关系。

问题8:该研究与第一、二幕资料中的研究有什么异同点?

> 答:相同点:都属于观察性的研究方法,不对研究对象采取任何干预措施;暴露因素的分布不是随机的。
>
> 不同点:与第一幕描述性研究相比,队列研究中需要设立对照组,可以确定暴露和结局的时序关系,即能够确立因果关系。
>
> 与第二幕病例对照研究相比,不同之处有:一是因果研究的方向不同:队列研究是由因及果,病例对照研究是由果及因;二是队列研究论证因果假说的能力强于病例对照研究;三是队列研究需要前瞻性的随访,病例对照研究则不需要。

第四幕

> 　　1961 年 12 月，反应停被从联邦德国市场上撤下。反应停停止销售后，1962 年下半年以后出生的婴儿就很少再发生这种短肢畸形了。
>
> 　　另外，反应停灾难发生后，一些学者进行了动物实验。例如，有人用猴子做了实验，实验结果显示，反应停能诱发与人类相似的短肢畸形综合征。

问题讨论 4

问题 9：该资料中，对短肢畸形病因的研究采用了哪些流行病学研究方法？

答：采用了实验流行病学方法。

问题 10：这些研究处于流行病学研究的哪个阶段？有什么重要意义？

答：处于流行病学研究的第三阶段"提供措施"，即合理利用前两个阶段的结果，找出预防或控制的策略与措施。借助前两个阶段提出的病因假设，对假设进行验证，进一步提出预防或控制的策略与措施。

问题 11：该研究与分析性流行病学研究有什么异同点？

答：实验流行病学与分析性流行病学的相同点是：都需要设立对照。不同点是：前者需要人为施加干预措施，而后者不需要。

思考题

问题 12：除病因研究外，你认为还可以有哪些实际应用？

答：还可以用于疾病预防和健康促进，疾病的监测，疾病的自然史探究，疾病的防治效果评价等。

第三节　流行病学的基本特征

导入语：

某夫妻爆发了一场争吵，妻子对丈夫说："你太懒了，我每月做饭 20 次，你仅仅能做 10 次。"丈夫马上反驳说："我出差比较多，只要我在家，都是我做饭。"妻子无言。

那么，你认为夫妻二人谁说的更有道理呢？

如果你不确定，那就要把流行病学学好，否则，吵架都吵不赢。勿笑，让我们进入医学领域的案例。

案例一　众说纷纭话肺癌

某疾控中心人员小张在某农村地区宣传控烟政策时说："吸烟能导致包括肺癌在内的多种疾病的高发，所以建议大家积极响应国家的控烟政策。"村民李某提出了异议，他说："你说得有点夸张了吧？谁说吸烟的人会得肺癌啊！我们村王大爷天天抽两包烟，结果还活到了 99 岁，最后无疾而终了。"众村民纷纷点头附和。

小张解释道："我并没有说吸烟一定会导致肺癌的发生，但是在一定基数的人群中，吸烟确实可以导致肺癌的发病率大大升高。吸烟者患肺癌的可能性是未吸烟者的 10 倍以上。所以，大家还是不要拿自己的生命赌博了。"众人纷纷称是，宣传收到了良好的效果。

问题讨论

问题 1：这个案例说明流行病学具有哪项特征？

答：群体的特征。

问题 2：在流行病学中，这一特征如何得以体现？

答：流行病学研究人群中的疾病现象与健康状态，即从人群的各种分布现象入手，将分布作为研究一切问题的起点，而不仅是考虑个人的患病与治疗问题，更不是考虑它们如何反映在器官和分子水平上。我们始终着眼于人群中的问题。

案例二　有效与否谁做主

某公司开发了一种新型降压药，动物实验结束后进入人体试验，结果显示，对于高血压患者该药的有效率为 80%。于是，该公司开始大肆宣传该新型降压药，建议用它代替传统降压药。

但是，某医生迅速提出了质疑："传统药物的有效率甚至能达到 85%，根本没必要上市新药。"

问题讨论

问题 3：你认为这两种说法哪个正确？请说明理由。

答：医生的说法正确。只有通过与传统降压药物的效果进行比较，才可以科学地评价新型降压药的效果。

问题 4：这个案例说明流行病学具有哪项特征？

答：对比的特征。

问题 5：在流行病学中，这一特征如何得以体现？

答：只有通过对比调查、对比分析，才能从中发现疾病发生的原因或线索。流行病学工作常是疾病人群与正常人群或亚临床人群的某种概率的对比。对比差异的同时，我们还可以看两个或两个以上的结果之间有无相关现象，即不是看二者之差异，而是看二者之符合，这也是一种比较。例如，进行某项结果的一致性检验，看其有无剂量反应关系，计算相关系数，测定与某种曲线的拟合程度等，这些在流行病学中也是使用较多的方法。

案例三　争论中见真知

　　在 2017 年全年，A 地区和 B 地区分别新发艾滋病患者 1000 人和 2000 人。于是，某疾控中心人员小张认为："B 地区艾滋病的疫情比 A 地区要严重得多。"小王则不这样认为："A 地区总人口 200 万，B 地区总人口 500 万，两地区在 2017 年艾滋病的发病率分别为 0.5‰ 和 0.4‰，所以，还是 A 地区艾滋病的疫情比 B 地区要严重。"而小李则认为二者的说法都不对，理由是"没有通过统计推断和假设检验，不能贸然下结论"。

问题讨论

问题 6：你认为三人的推论哪个正确？请说明理由。

答：小李的说法正确。因为反映艾滋病疫情严重程度的指标应该是艾滋病发病率，而不是艾滋病发病人数。在得到不同地区的艾滋病的发病率时，也不能简单地比较它们的大小，而应该利用统计学的知识进行假设检验和统计推断，否则得到的结论是不科学的。

问题 7：这个案例说明流行病学具有哪项特征？

答：概率论与数理统计的特征。

问题 8：在流行病学中，这一特征如何得以体现？

答：流行病学极少用绝对数表示各种分布情况，多使用率指标，因为绝对数不能显示人群中发病的强度或死亡的危险度。频率实际上就是一种概率，流行病学强调的是概率。流行病学工作要求有数量，而且是足够的大数量，分布本身就要求群体和数量。所谓"大数量"不是越大越好，而是要足够的、合理的大数量，过多则增加无谓的经济负担和工作上的难度，过少则难以正确地说明问题。合理的数量依靠统计学原则来决定，同时参照具体情况而有所变通。

思考题

问题 9：流行病学除具备以上特征外，还有哪些基本特征？

答：还具有社会心理的特征、预防为主的特征和发展的特征。

问题 10：学完本章后，请描述一下你对流行病学的总体印象。

第二章 描述性流行病学

【重点及难点】

(1)描述性流行病学的概念、分类。

(2)病例报告及分析的缺陷。

(3)现况研究的方法及优缺点。

(4)抽样方法及样本量的计算。

(5)生态学研究的优缺点。

第一节 现况研究

案例一 广东省第五次结核病抽样调查

第一幕

结核病是危害人类健康的主要传染病,是全球共同关注的公共卫生和社会问题。我国广东省历来重视结核病的防治工作,特别是进入 21 世纪以来,通过《广东省结核病防治规划(2001～2010 年)》的实施,进一步加大了遏制结核病流行的力度,全面实施了现代结核病控制策略,健全广东结核病防治服务体系,结核病防治工作取得了长足发展。为充分总结和评价近 10 年来广东省结核病的防治工作和疫情现状,为制订下一阶段结核病防治规划提供重要依据,广东省于 2010 年组织开展了全省第五次结核病流行病学调查。

问题讨论 1

问题 1：这是一种什么类型的流行病学研究方法？请结合案例回答为什么，以及本次流行病学调查的目的。

答：这是一项横断面研究，或者说"现况研究""患病率研究"。该次调查是在特定的时期（2010 年 4～7 月）和特定范围内（结核病流行区）的人群中开展的，采用抽样调查方法，调查特定人群中个体的结核病患病情况。调查目的和方法都符合横断面调查设计。本次调查的主要目的是充分总结和评价近 10 年来广东省结核病防治工作和疫情现状，为制订下一阶段的结核病防治规划提供重要依据。

问题 2：该研究的特点是什么？有哪些用途？

答：该调查属于横断面研究，具有横断面研究的特点，如：开始时一般不设对照组，如本次调查是没有设对照组的；现况研究的时间特定，如此次调查时间是 2010 年 4～7 月；在确定因果联系时受到限制，如此次调查不能确定哪些因素是结核病感染的原因；对不会发生改变的暴露因素可以提示因果联系，如不同性别居民结核病感染率不同，提示性别可能跟结核病感染有关。横断面研究的用途如下：

（1）描述疾病或健康状态在目标人群中的分布情况。例如，本次调查可以描述结核病感染率（患病率）在不同地区以及不同人群中的分布情况。

（2）描述某些因素或特征与疾病或健康状态之间的关联，为疾病病因研究提供线索。例如，男性居民结核病感染率高于女性，提示男性的某些特征或行为（如吸烟）可能跟结核病感染有关。

（3）确定高危人群，可达到在目标人群中早发现、早诊断和早治疗某种疾病的目的。例如，本次调查确定的高危人群为 50 岁及以上的人群。

（4）通过在不同时间段重复开展横断面研究，可以对防治策略和措施的效果进行评价，也可以为疾病监测或其他类型的流行病学研究提供基础资料。例如，可以通过比较 2010 年和 2000 年的两次调查结果，来考核和评价此段时期内对结核病的干预效果。

问题3：调查应该采用普查还是抽样调查？为什么？

答：抽样调查。这次调查涉及的范围很广，包括广东省的很多地区，且调查对象人数众多，如果采用普查，工作量将非常巨大，很难统一管理和标准化，不能保证调查质量，所耗费的人力和物力巨大，费用很高，故采用抽样调查的方法比较合适。

第二幕

本次流调以获得广东省结核病流行病学指标和评价资料为主，采用分层整群等比例随机抽样的方法，根据整群抽样的计算方法进行测算。为合理评估全省疫情，参照前2次流调抽样数据，15岁以下人群抽样比例在30％左右，肺结核病患病率接近于0。本次流调分析按照15岁以下人群抽样比例以29.7％计，计算理论实检人口为70433人。最终确定全省流调总样本量为96250人，流调点为35个，平均每个调查点抽样人口为2750人。抽样调查点一经确定，不得随意更改，遇有自然灾害及其他人为不可抗拒因素等而需要更换时，须报请全省流调办公室，经流调领导小组同意后，再另行抽样确定。

本次流调的调查对象为流调点15岁以上（出生时间在1995年12月31日之前）的常住人口，主要包括两部分：①户籍人口：持有本地户籍的人口，如果离开本地6个月及以上的户籍人口不作为本次应检人口。②外来常住人口：虽无本地户籍，但调查时在本地居住6个月及以上。

问题讨论2

问题4：本次为何以15岁及以上的人群为抽样调查对象？抽样调查的基本要求是什么？如何保证样本具有足够的代表性？

答：以往的调查显示，年龄15岁以下者结核病的发病率几乎为0，故这部分人群不是我们的调查对象。抽样调查的基本要求是能从样本获得结果，用以估计总体（整个群体）的状况。抽样必须随机化，样本量要足够大，且调查对象分布要均匀。

问题 5：常见的随机抽样方法有哪些？本次抽样调查采用了哪些随机的抽样方法？

答：常见的随机抽样方法有单纯随机抽样、系统抽样、整群抽样、分层抽样和多阶段抽样。

本次采用分层整群等比例随机抽样的方法，共分若干层，每一层内再进行二阶段抽样，第一阶段以行政村为单位进行整群抽样，第二阶段在抽得的样本村中以居民个体为单位进行单纯随机抽样。因此本次采用了单纯随机、整群、分层和多阶段抽样方法。

问题 6：本次调查研究为什么要采用分层抽样的方法？分层抽样有什么优点？

答：因为结核病在我国流行区的分布很不均匀，结核病的感染程度不仅在各省分布不同，在广东省城乡及各地区的分布也不一样，具有明显的地方聚集性，故本次调查研究采用了分层抽样的方法。

分层抽样的优点：不仅可以提高总体指标估计值的精确度，方便组织管理，而且能保证总体中每一层都有个体被抽到。除了能估计总体的参数值，还能估计各层内的参数值。

问题 7：本次调查抽样研究采用了整群抽样方法还是分阶段抽样？整群抽样有哪些特点？

答：整群抽样的特点：①易于组织、实施方便，可以节省人力、物力，如本次调查以行政村为单位进行整群抽样，人群比较集中，易于组织。②群间差异越小，抽样的群越多，则精确度越高。如本次调查首先按流行区类型和感染程度将人群分为若干层（子总体），每层内再以行政村为单位进行整群抽样，确保各群有较好的代表性，即群内各单位的差异大，群间差异小，且群数足够大。③抽样误差较大，如本次抽样每层内采用整群抽样＋简单随机抽样，比直接在各层内直接进行简单随机抽样的误差要大。

问题 8:本研究的样本量是否足够?

答:计算理论实检人口为 70433 人,最终确定全省流调总样本量为 96250 人,因此,即使在考虑 20% 不应答率的情况下,本研究的样本量也是足够的。

问题 9:决定现况研究样本量大小的因素有哪些?

答:影响现况研究样本量大小的因素来自多个方面,主要有:①预期现患率(P_0);②对调查结果精确性的要求,即容许误差(d)越小,所需样本量就越大;③要求的显著性水平(α),即 α 值越小(显著性水平要求越高),样本量要求越大。

本次调查中,每个层(子总体)的结核病感染率相差较大,因此要求每个样本村的样本量都足够大,可以估计各个层(子总体)的感染率。由于每个抽样村的预期现患率(P_0)都不同,故在计算每个抽样村的抽样人口数时,所使用的预期现患率(P_0)是不同的。

第三幕

本次流行病学调查的内容如下:

(1)肺结核患病率调查:对所有调查对象进行 X 线胸片检查和肺结核可疑症状问卷调查。对所有胸部 X 线检查异常者和肺结核可疑症状者进行 3 次痰涂片和 2 次痰培养检查,分别获得活动性肺结核、涂阳肺结核和菌阳肺结核患病率。受检对象的既往史、临床症状、X 线胸片检查、痰涂片和培养检查等结果参考《中国结核病防治规划实施工作指南(2008 年版)》的有关标准实行。

(2)结核分枝杆菌的菌种鉴定和药物敏感性分析:对本次流调获得的所有菌株进行菌种鉴定和一、二线抗结核药品的药物敏感性分析。培养采取酸性改良罗氏培养基,药敏分析采用比例法。

(3)肺结核患者的社会经济情况调查:对本次流调中发现的所有肺结核患者进行问卷调查,了解患者发病、就诊及治疗过程中相关的社会经济情况。以上调查问卷统一采用国家第五次结核病学流调细则中设计的相关问卷。

问题讨论 3

问题 10：现况研究中收集资料的方法一经确定,就不能更改,以避免研究资料的不同质。收集资料的方法一般有哪些?

答：一种是通过直接用调查表询问调查对象,让其回答暴露或疾病的情况;另一种是通过检测或检查的方法收集资料。如本次调查对所有胸部 X 线检查异常者和肺结核可疑症状者进行 3 次痰涂片和 2 次痰培养检查,分别获得活动性肺结核、涂阳肺结核和菌阳肺结核患病率。不能在一部分人用痰涂片和痰培养检查之后,在其余人中改用其他方法。不同方法的灵敏度和特异度也不同,会造成这两部分人群的感染率不能比较。本次调查均采用痰涂片和痰培养检查相结合的方法,因此可以进行比较。

第四幕

为保证全省流调方法、标准的统一性和结果的可靠性,各市组织流调专业队,由广东省第五次结核病流行病学调查办公室组织培训后,负责各市的现场调查工作;调查结果均采取当天录入、双人核实的原则;省级组织督导组,对全部流调点开展现场督导。

为保证与国家流调结果的统一和衔接,全省流调数据录入和整理采用国家流调办统一使用的专用录入软件。数据分析采用专业统计分析软件 SPSS 17.0。

问题讨论 4

问题 11：现况研究为什么要进行质量控制?

答：现况研究往往涉及的调查范围比较广,参加调查的人员较多,为了保证调查方法的一致性和收集到的原始资料真实可靠,尽量减少偏倚的产生,需要对调查进行质量控制。

第五幕

> 在确定调查对象后,调查人员根据原先确定的调查对象名单入户进行调查。在调查过程中发现,有一些青壮年外出打工而无法参加调查,或有些合格的调查对象不愿意参加调查。
>
> 2010年4~7月,各流调点根据《广东省第五次结核病流行病学抽样调查工作实施方案》开展各项现场调查工作。省级组织督导组对全部流调点开展现场督导。

问题讨论5

问题12:在调查实施过程中可能会产生哪些偏倚?

答:可能会出现无应答偏倚、幸存者偏倚、报告偏倚或回忆偏倚、调查者偏倚和测量偏倚。

问题13:现况研究中偏倚产生的原因主要有哪些? 如何控制偏倚的产生?

答:主要原因:①主观随意选择研究对象会产生选择偏倚;②任意变换抽样方法会产生选择偏倚;③调查对象不合作或因种种原因不能或不愿意参加调查会产生无应答偏倚;④现况研究调查的对象均为幸存者,无法调查死亡者,会产生幸存者偏倚;⑤由于种种原因回答不准确或回忆不清,会产生报告偏倚或回忆偏倚;⑥调查员有意识地深入调查某些人的某些特征,而不重视或马虎对待其他一些人的这些特征,会产生调查者偏倚;⑦测量工具、检验调查技术操作不规范,会产生测量偏倚;⑧在数据分析中,存在混杂因素会产生混杂偏倚。

控制偏倚的方法:①严格遵照抽样方法的要求,确保抽样随机化,避免产生选择偏倚;②提高研究对象的依从性和受检率,避免产生无应答偏倚;③正确选择测量工具和检测方法,避免产生测量偏倚;④组织好研究工作,培训调查员,统一标准和认识,避免产生调查者偏倚;⑤做好资料的复查复核工作;⑥选择正确的统计分析方法,去除混杂因素的影响,避免产生混杂偏倚。

第六幕

> 为合理评估广东省的结核病疫情,本次流调结果分析不包括流动人口病例,流动人口相关数据另行分析。全省共计抽取 35 个调查点,实际抽样人口 92246 人,应检人数 51241 人,实检人数 49514 人,受检率为 96.6%,平均每个调查点的实检人数约 1415 人。受检人群中,男性为 22357 人,占 45.2%,平均年龄(43.5±17.7)岁;女性为 27157 人,占 54.8%,平均年龄(44.0±17.1)岁。

问题讨论 6

问题 14:本次调查的受检率是否满足要求?

> 答:本次调查的受检率为 96.6%,无应答率在 10% 以下,因此本次调查的受检率是满足要求的。

问题 15:本次调查为何没有将流动人口病例纳入其中?

> 答:由于流动人口病例的来源比较复杂,所以如果将其纳入本次调查的常规病例中,很容易对结果造成影响。一般情况下,应将流动人口单独作为一个群体进行调查和研究。

第七幕

> 本次流调共确诊活动性肺结核患者 162 例,其中涂阳培阳 25 例,涂阳培阴 3 例,涂阴培阳 19 例,涂阴培阴 115 例。据此统计得出广东省活动性肺结核患病率为 229.97/10 万(165.7/10 万~294.3/10 万),涂阳肺结核患病率为 39.75/10 万(36.0/10 万~43.4/10 万),菌阳患病率为 62.46/10 万(53.7/10 万~71.26/10 万)。不同性别、年龄、地区人群的患病情况如表 2-1、表 2-2 和表 2-3 所示。

表 2-1　广东省第五次结核病流调不同性别肺结核患病情况（患病率按"1/10 万"计算）

性别	实检人数	活动性		涂阳		菌阳	
		例数	患病率	例数	患病率	例数	患病率
男性	33345	126	377.87	24	71.97	36	107.96
女性	37098	36	97.04	4	10.78	8	21.56
合计	70443	162	229.97	28	39.75	44	62.46

表 2-2　广东省第五次结核病流调不同年龄组肺结核患病情况（患病率按"1/10 万"计算）

年龄	实检人数	活动性		涂阳		菌阳	
		例数	患病率	例数	患病率	例数	患病率
0～	20929						
15～	4993	3	60.08	0	0.0	0	0.0
20～	3183	4	125.67	0	0.0	0	0.0
25～	3469	7	201.79	0	0.0	1	28.83
30～	3913	3	76.67	0	0.0	0	0.0
35～	5010	12	239.52	3	59.88	4	79.84
40～	5741	20	348.37	4	69.67	9	156.77
45～	5433	6	110.44	0	0.0	0	0.0
50～	4210	23	546.32	2	47.51	3	71.26
55～	4009	19	473.93	6	149.66	7	174.61
60～	3058	20	654.02	4	130.80	6	196.21
65～	2209	15	679.04	1	45.27	2	90.54
70～	1798	17	945.55	5	278.09	7	389.30
75～	1406	10	711.24	2	142.25	4	284.45
80～	1082	3	277.26	1	92.42	1	92.42
合计	70443	162	229.97	28	39.75	44	62.46

表 2-3　广东省第五次结核病流调不同地区肺结核患病情况(患病率按"1/10 万"计算)

地区	实检人数	活动性		涂阳		菌阳	
		例数	患病率	例数	患病率	例数	患病率
城镇	47973	84	175.10	14	29.18	22	45.86
农村	22470	78	347.13	14	62.31	22	97.91
合计	70443	162	229.97	28	39.75	44	62.46

问题讨论 7

问题 16:结核病在不同地区的分布有差异吗?

答:活动性肺结核患病率在农村和城镇地区之间不同,前者高于后者,差异有统计学意义($\chi^2 = 19.00$, $p < 0.05$)。

　　菌阳肺结核患病率在农村和城镇地区之间不同,前者高于后者,差异有统计学意义($\chi^2 = 5.80$, $p < 0.05$)。涂阳肺结核患病率在农村和城镇地区之间并无统计学差异($\chi^2 = 3.40$, $p > 0.05$)。

问题 17:结核病在人群中的分布有何特征?

答:男性各类结核病患病率均高于女性。从年龄分布来看,结核病患病率在不同年龄组的人群之间差异较大,老年人各类结核病患病率均高于非老年人。患病率高峰均位于 60~80 岁年龄组,发病率最高的为 70 岁以上年龄组。

第八幕

与 2010 年第四次结核病抽样调查结果的比较情况如表 2-4 所示。

表 2-4 **2000 年和 2010 年广东省结核病抽样调查结果(患病率按"1/10 万"计算)**

年份	调查点数	受检人数	活动性	涂阳	菌阳
2000	38	57145	381.7	114.9	158.3
2010	35	70443	241.3	38.3	59.6

问题讨论 8

问题 18:2001～2010 年广东省结核病控制项目是否取得了明显的效果?

答:2010 年活动性结核病患病率较 2000 年下降了 36.8%,涂阳结核病患病率较 2000 年下降了 66.7%。经检验,2010 年结核病患病率显著低于 2000 年($p < 0.05$),说明 2001～2010 年广东省结核病控制项目取得了明显的效果。

案例总结

问题 19:结合本案例,请说明现况研究的基本步骤。

答:(1)明确调查目的。

(2)确定调查对象。

(3)确定调查类型和方法。

(4)估计样本含量。

(5)确定研究变量和设计调查表。

(6)资料收集。

(7)资料整理、分析及结果解释。

问题 20：通过本次现况调查，能确定结核病的病因吗？如果不能的话，还需要开展哪些研究？

答：现况调查一般只能为进一步分析流行病学研究（如队列研究及病例对照研究等）提供病因线索，不能做因果联系分析。如果要进一步明确病因的话，需要进一步做分析性流行病学研究，甚至是实验流行病学研究。

（本案例资料来源：钟球,尹建军,钱明.广东省第五次结核病流行病学抽样调查分析[J].中国防痨杂志,2011,6.）

第二节　个例调查、病例报告和病例分析

案例二　艾滋病的发现

第一幕

> 　　1980年10月,加州大学洛杉矶分校的米切尔·戈特利布(Michelael D. Gottlieb)医生遇到了一位不寻常的患者。这位31岁的年轻人的口腔和食管发生了严重的白色念珠菌感染,血液中 $CD4^+T$ 淋巴细胞下降至近于零,随后患者出现极度疲劳、气急、干咳、高热、大汗,对他进行纤维支气管镜检和支气管肺泡灌洗显示,他患的是极其罕见的卡氏肺囊虫肺炎。
>
> 　　卡氏肺囊虫是一种常见的寄生虫,广泛存在于人和某些哺乳类的肺组织内。其隐性或潜在性感染相当多见,但健康人感染后一般不发病,因此由它所致的肺炎是罕见的,几乎只发生于器官移植后使用免疫抑制剂或放疗、晚期癌症以及患先天性免疫缺陷病的患者中。而这位患者正当壮年,没有任何已知原因能够解释他这种非同寻常的严重免疫缺陷。
>
> 　　经调查,该患者有注射毒品的记录,且为同性恋,与多个同性恋伙伴接触频繁。

问题讨论1

问题1:你认为该年轻人为何会患卡氏肺囊虫肺炎?

> 答:免疫力低下导致感染了病原微生物。

第二幕

1980 年 10 月的稍晚些时候,洛杉矶市的魏斯曼(Weisman)医生又接连发现了两例卡氏肺囊虫肺炎病例,1981 年初,第四个病例出现了,紧接着是第五例。五例患者最终均不治而亡,病例报道如下:

第二例患者为男性,33 岁,往常健康,持续发热 2 个月伴有肝脏酶类水平升高、白细胞减少和巨细胞病毒毒尿症后,发展成为卡氏肺孢子虫肺炎合并口腔黏膜念珠菌感染,并于 1981 年 5 月 3 日死亡。尸检显示死者患有卡氏肺孢子虫合并巨细胞病毒感染肺炎,但是未发现患有肿瘤。经调查,该患者有吸食毒品的记录,且为同性恋,与多个同性恋伙伴接触频繁。

第三例患者为男性,30 岁,往常健康,持续 5 个月每天发热伴有肝功能异常和巨细胞病毒毒尿血症后,发展成为卡氏肺孢子虫肺炎。患者的肺炎症状在接受了一段时间的静脉注射 TMP/SMZ(三甲氧基苄氨嘧啶/磺胺甲基异噁唑)后好转,但接下来的报道显示,他每天仍然有发热症状。经调查,该患者有吸食毒品的记录,且为同性恋,与多个同性恋伙伴接触频繁。

第四例患者为男性,30 岁,往常健康,发展成为食管和口腔黏膜念珠菌感染后,接受两性霉素 B 治疗有效。1981 年 2 月,患者因患有卡氏肺孢子虫肺炎而住院。经调查,该患者有吸食毒品的记录,且为同性恋,与多个同性恋伙伴接触频繁。

第五例患者为男性,36 岁,往常健康,1980 年 9 月曾被临床诊断为巨细胞病毒感染。因持续 4 个月发热、呼吸困难与咳嗽而被发现,入院时发现患有卡氏肺孢子虫肺炎、口腔念珠菌感染和巨细胞病毒性视网膜炎。经调查,该患者有吸食毒品的记录,且为同性恋,与多个同性恋伙伴接触频繁。

问题讨论 2

问题 2：请问这五名患者的共同特征是什么？

> 答：(1)患者均为男性同性恋者。
>
> (2)患者均患有卡氏肺囊虫肺炎。
>
> (3)患者均有巨细胞病毒感染或口腔念珠菌感染。

问题 3：这五例患者的发病是偶然巧合还是有联系？

> 答：这五例患者的发病并非偶然巧合，因为这五例患者具有很多共同的特征，这提示患者可能有共同的病因。

第三幕

> 报告对每位患者的既往病史、发病时间、主要临床表现、实验室检查、感染病原体、治疗方案、结局及尸检结果进行了详细的描述，发现这五例患者具有以下共同点：①男性同性恋者；②患有卡氏肺囊虫肺炎；③有巨细胞病毒感染或口腔念珠菌感染。
>
> 戈特利布意识到了情况的严重性，他向医学界的同行们发出了警告，并将这一发现报告给美国疾病预防控制中心（CDC）。1981 年 6 月 5 日，CDC 在《发病率和死亡率周报》（MMWR）上发表了标题为"洛杉矶肺孢子虫肺炎"的文章，这些病例报告引起了众多专家的注意，进而对其病因进行了探索，最后发现了艾滋病。

问题讨论 3

问题 4：患者均为男性同性恋者，能提供什么病因线索？

> 答：患者均为男性同性恋者提示病因可能与性传播有关。

问题 5：患者均患有卡氏肺囊虫肺炎，能提供什么病因线索？

> 答：患者均患有卡氏肺囊虫肺炎提示病因可能是某种病原体的感染。

问题 6：患者均有巨细胞病毒感染或口腔念珠菌感染，能提供什么病因线索？

答：患者均有巨细胞病毒感染或口腔念珠菌感染，提示患者免疫能力较低，从而容易感染致病微生物。

问题 7：艾滋病的发现过程使用了哪种流行病学研究方法？该研究方法有什么局限性？

答：艾滋病的发现过程使用了病例报告的研究方法。病例报告一般无对照，也无人群有关变量的资料，故不宜分析变量与疾病或健康状况的关系，因而在病因研究方面作用不大。所发现的任何危险因素都具有偶然性，因此不能用来论证假设；除极少数例外情况，也不应该把病例报告作为改变临床诊断、治疗等实践的证据。

第三节　生态学研究

案例三　反应停事件

第一幕

"反应停"的学术名为"沙利度胺"，因可用于治疗晨吐、恶心等妊娠反应，很快风靡欧洲多国、加拿大及日本等 17 多个国家，据说光是在联邦德国 1 个月就卖出了 1 吨。后来，澳大利亚产科医生威廉·麦克布里德在英国《柳叶刀》杂志上报告"反应停"能导致婴儿畸形。在麦克布里德接生的产妇中，有许多人产下的婴儿患有一种以前很罕见的畸形症状——海豹肢症，患儿表现为四肢发育不全，短得就像海豹的鳍足。实际上，这时候在欧洲和加拿大已经发现了 8000 多名海豹肢症婴儿，麦克布里德第一个把他们和"反应停"联系起来。

其他专家也对反应停与婴儿短肢畸形的关系进行了研究，其中一项研究探讨了对不同国家和地区发生短肢畸形病例数与反应停销售量的关系，结果如表 2-5 所示。

表 2-5　　　　　　　反应停销售量与短肢畸形数的关系

国家	反应停销售量/kg	短肢畸形病例数
奥地利	207	8
比利时	258	26
英国	5769	349
荷兰	140	25
挪威	60	11
葡萄牙	37	2
瑞士	113	6
联邦德国	30099	5000
美国	25	10＋7*

注：* 表示反应停从国外购得。

问题讨论 1

问题 1：请计算反应停销售量与短肢畸形病例数的相关系数。

答：反应停销售量与短肢畸形病例数的相关系数为 0.993。

问题 2：从表 2-5 中可以总结出什么规律？

答：从表 2-5 可以看出，反应停销售量与短肢畸形病例数存在剂量反应关系，反应停销售量越大，短肢畸形发生数越多。从二者的相关系数也可以看出，二者密切相关。

第二幕

> 同时,戴维斯(Davis)和杜布林(Dobbling)分析了反应停的销售量与短肢畸形在时间分布上的关系。在联邦德国,反应停从1959年开始在市场上销售,1960年销售量迅速上升。1960年年底和1961年年初这种短肢畸形病例数亦随之上升。两条曲线相隔三个季度,故反应停销售曲线正与这些病例的母亲怀孕期相吻合。1961年12月反应停已从联邦德国市场撤销,反应停停止销售后,1962年以后出生的儿童便很少发生这种畸形了,如图2-1所示。

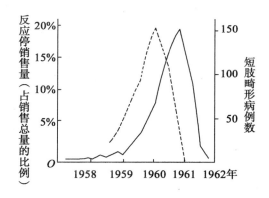

图 2-1 联邦德国反应停销售量(虚线)与短肢畸形病例数(实线)的时间分布

问题讨论 2

问题3:既然验证了反应停销售量与短肢畸形发生数量的关系,为什么还要对其时间分布进行分析?

> 答:因果论证的一个重要条件是"时间先后顺序",必须"因"在前,"果"在后才可以。因此,除了对二者的数量关系进行分析外,还需要确定二者在时间上的先后次序。

问题4：该研究使用了哪种流行病学研究方法？该研究方法有哪些优点和局限性？

答：该研究使用了流行病学中的生态学研究。它是以群体为基本单位，通过收集和分析资料，在群体水平上描述不同人群中某因素的暴露状况与某种疾病的频率，研究某种因素与某种疾病之间的关系。生态学研究主要的优点是：

（1）可应用常规或现成资料进行研究，节省时间、人力、物力、财力。

（2）可提供线索，供病因未明疾病的病因学研究。

（3）对于个体的暴露剂量无法测量的变量研究（如空气污染与肺癌的关系）和人群中变异较小和难以测定的暴露研究（如脂肪摄入量与乳腺癌的关系），生态学研究是唯一可供选择的研究方法。

（4）适合对人群干预措施的评价。

生态学研究主要的局限性是：

（1）生态学谬误：生态学研究是以由各个不同情况的个体集合而成的群体为观察和分析的单位，无法得知个体的暴露与效应（疾病或健康状况）间的关系，得到的资料是群体的平均水平，是粗线条的描述，因此会削弱变量之间的联系，同时存在的混杂因素等原因会造成研究结果与真实情况不符，从而产生了生态学谬误，这是生态学研究最主要的缺点。

（2）缺乏控制可疑混杂因素的能力：生态学研究是利用群体的暴露资料和疾病资料来评价两者之间的关系，它不能收集协变量资料，无法消除潜在的混杂偏倚。

（3）当暴露与疾病之间存在非线性关系时，生态学研究很难得出正确的结论。

问题5：婴儿短肢畸形的病因是否确定？如果不正确的话，还需进行哪些研究？

答：根据以上资料，婴儿短肢畸形的病因尚不能确定，还需进一步进行分析性流行病学及实验流行病学方面的研究。

第三章　队列研究

【重点及难点】
(1)队列研究的概念及基本原理。
(2)队列研究实施的一般步骤。
(3)队列研究数据的整理及分析。
(4)队列研究中的偏倚及控制。
(5)队列研究的优缺点。

案例一　吸烟与肺癌关系的前瞻性研究

第一幕

　　现况研究及病例对照研究的结果显示,吸烟与肺癌的发生密切相关,在此基础上,多尔(Doll)和希尔(Hill)于1951年就着手进行了前瞻性研究,追踪观察了20年之久,在观察期中进行了多次阶段小结(1954年、1956年、1964年、1976年)。

　　设计的基本要求:将研究对象按是否吸烟以及吸烟的程度分为不同的组别,除此之外,不同组别之间的一般条件应相同。然后观察一定时间,比较不同组别之间肺癌的死亡率,进行统计学检验和危险性分析。

问题讨论 1

问题 1：本研究的研究目的是什么？研究对象及结局事件是什么？

答：研究目的是进一步检验吸烟是肺癌的病因。

研究对象是不吸烟人群、吸烟人群以及吸烟不同程度的人群。

结局事件是因肺癌死亡的人，即肺癌的死亡率。

问题 2：本研究属于何种流行病学方法？该方法的基本特征是什么？

答：本研究属于分析性流行病学中的前瞻性队列研究。基本特征为：

（1）属于观察法：队列研究中的暴露不是人为给予的，不是随机分配的，而是在研究之前已客观存在的，这是队列研究区别于实验研究的一个重要方面。

（2）设立对照组：队列研究必须在研究设计阶段设立对照组以资比较。对照组可与暴露组来自同一人群，也可以来自不同的人群。

（3）由"因"及"果"：在队列研究中，一开始（疾病发生之前）就确立了研究对象的暴露状况，然后探求暴露因素与疾病的关系，即先确知其因，再纵向前瞻观察其果，这一点与实验研究方法是一致的。

（4）能确证暴露与结局的因果联系：由于研究者掌握了研究对象的暴露状况，并随访了结局的发生，且结局是发生在确切数目的暴露人群中，所以能据此准确地计算出结局的发生率，估计暴露人群发生某结局的危险程度，因而能判断其因果关系。

问题 3：为何开展了现况研究及病例对照研究之后，还要进行本次研究？

答：与病例对照研究相比，它可以更直接地检验病因假说。队列研究有相对明确的因果时序性，使得队列研究在病因学研究中具有较强的推断因果关系的能力。队列研究不存在回忆偏倚，可以直接获得暴露组和对照组的发病率和死亡率，继而可直接计算出相对危险度（RR）和归因危险度（AR）等反映疾病危险关联的指标。

第二幕

多尔和希尔开展此项研究的具体方法如下:

(1)确定研究的病因与观察对象:多尔和希尔等为研究吸烟是否是肺癌的病因,选择了英国医生作为观察对象。

(2)制定简明的函访调查用表:表中应包括姓名、年龄、住址、是否吸烟以及每日吸烟量等。

(3)用函访进行资料收集:他们于 1951 年 10 月 31 日开始函访了59600 位医生,得到了 40701 位医生的满意答复。

(4)将函访所得到的观察对象按照有无吸烟的习惯分成暴露组与非暴露组,两组的年龄、性别、职业等基本相同。

(5)详细、准确地记录两个组中出现的病例数和死亡数。

(6)登记、收集户口动态,如出生、死亡、迁移等。

(7)在长期观察期间可进行阶段随访,并进行小结。在 20 年的观察期中随访了多次,每次均得到观察对象的满意答复,没有答复者只是少数。三次调查期末存活男性答复数占存活者的 96% 以上。没有答复者是由于病重或地址不明等,拒绝答复者是极少数。

(8)资料整理分析:观察期终,统计人年数,计算发病率或死亡率,检验两组差异显著性和相对危险性。

问题讨论 2

问题 4:为何选择医生为观察对象?

答:选择医生为观察对象的主要目的是利用他们的组织系统,便于有效地收集随访资料。而且医生的职业和经历往往是相似的,可增加数据的可比性。

问题 5:为什么要求暴露组与非暴露组的年龄、性别、职业等基本相同?

答:目的是保证两组人群除暴露因素不同外,其他非暴露因素应尽可能相同,以此来增加可比性,减少偏倚的产生。

问题 6:对于没有答复者应如何处理?

答:对于无应答者要分析其原因,采取相应措施以按设计获得研究对象的资料。若无应答者比例较大(如超过 10%),应对无应答者进行随机抽样调查,对有关变量与应答者予以比较,此可作为研究结果解释或外推的依据。

由于此项研究中没有答复者只是少数,答复者在 96% 以上,故这部分未答复者可予以剔除。

问题 7:怎么确定观察或随访的结束?

答:当研究对象因肺癌死亡(而不是其他原因死亡)时,即可以确定观察或随访的结束。如若因为其他原因死亡,尽管不能对患者继续随访,但仍不能作为观察终点来对待,而应当看作是一种失访,在资料分析时作为失访处理。

问题 8:计算发病率或死亡率时,为什么要统计人年数?

答:在动态队列中,如果队列研究观察的时间比较长,就很难保证研究人口的稳定。如研究对象进入队列的时间可能先后不一;在观察截止前,可能由于迁移别处、其他原因死亡或其他原因退出,造成各种失访;研究对象出现终点结局的时间不同;等等。这些原因均可造成每个对象被观察的时间不一样。此时以总人数为单位计算发病(死亡)率是不合理的,因为提早退出研究者若能坚持到随访期结束,则仍有可能发病。此时需以观察人时为分母计算发病率,用人时为单位计算出来的率带有瞬时频率性质,称为"发病密度"。最常用的人时单位是人年,以此求出的是人年发病(死亡)率。

问题 9：本研究随访时间长达 20 年,失访现象在所难免,失访可能对研究结果造成什么影响?

答:由于队列研究的随访时间长,失访往往是难以避免的。如果暴露组和对照组的失访人数比例相等,而且各组中失访者和未失访者的发病率相同,则可认为失访对研究结果没有大的影响;否则,暴露与结果之间的关系可能因失访而被歪曲,这种歪曲称为"失访偏倚"。失访偏倚本质上也属于选择性偏倚。如果暴露组失访者的发病率高于未失访者,则从继续观察者获得的发病率要低于全部研究对象的实际发病率,使暴露与结局的联系被低估;如果暴露组失访者的发病率低于未失访者,则其偏倚效应相反。

第三幕

多尔和希尔于 1951 年 11 月函访了 59600 位医生,要求医生提供他们吸烟的详情,得到了 40701 位医生的满意答复。他们追踪观察了 4 年多,发现吸烟者的死亡率为 0.9‰,不吸烟者的死亡率为 0.07‰,每日吸烟在 25 支以上者的死亡率为 1.66‰。与不吸烟者相比,每日吸烟量在 35 支以上者死亡率高达 3.15‰。详情如表 3-1 所示。

表 3-1　　　35 岁以上男性不同吸烟状况下各种死因标化死亡率　　　单位:‰

吸烟状况	死因					
	肺癌	其他癌	其他呼吸道疾病	冠状动脉栓塞	其他原因	总死因
不吸烟组	0.07	2.04	0.81	4.22	6.11	13.25
吸烟组	0.90	2.02	1.13	4.87	6.89	15.81
吸烟量/(支/日)						
1～14	0.47	2.01	1.00	4.64	6.82	14.94
15～24	0.86	1.56	1.11	4.60	6.38	14.51
25～	1.66	2.63	1.41	5.99	7.19	18.88
合计	0.81	2.02	1.10	4.78	6.76	15.47

问题讨论 3

问题 10：请计算吸烟组与非吸烟组肺癌死亡率之比。这一比值说明了什么问题？在流行病学中，这一指标被称为"相对危险度"（RR），请自行查阅相对危险度的概念及内涵。

> 答：吸烟组与非吸烟组肺癌死亡率之比（RR）＝0.90/0.07＝12.86。这一比值说明吸烟组肺癌死亡率是非吸烟组肺癌死亡率的 12.86 倍。

问题 11：请分别计算每日吸烟量 1～14 支、15～24 支及 25 支以上者相对于不吸烟者的相对危险度，并对计算结果进行分析。

> 答：每日吸烟量 1～14 支者：RR＝0.47/0.07＝6.71，这一比值说明每日吸烟量 1～14 支的肺癌死亡率是非吸烟组肺癌死亡率的 6.71 倍。
>
> 　　每日吸烟量 15～24 支者：RR＝0.86/0.07＝12.29，这一比值说明每日吸烟量 15～24 支的肺癌死亡率是非吸烟组肺癌死亡率的 12.29 倍。
>
> 　　每日吸烟量 25 支以上者：RR＝1.66/0.07＝23.71，这一比值说明每日吸烟量 25 支以上的肺癌死亡率是非吸烟组肺癌死亡率的 23.71 倍。
>
> 　　综上可以看出，随着每日吸烟量的增加，相较于非吸烟组肺癌死亡率的倍数也逐渐增加。

问题 12：对于其他疾病来说，是否也存在以上现象？

> 答：对于其他疾病而言，随着每日吸烟量的增加，疾病的发病率并未发生显著的上升。

问题 13：请计算吸烟组与非吸烟组肺癌死亡率之差，以及（吸烟组肺癌死亡率－非吸烟组肺癌死亡率）/吸烟组肺癌死亡率。这两个指标分别为归因危险度（AR）和归因危险度百分比（AR%），请自行查阅归因危险度的概念及内涵，并结合本例予以说明。

答:吸烟组与非吸烟组肺癌死亡率之差:AR=0.90-0.07=0.83,AR%=0.83/0.90=0.92。

第四幕

各年龄组肺癌的死亡率不同,若分年龄组统计可清楚地看到各年龄组的吸烟量与死亡率有关。随着年龄的增加和吸烟量的增多,肺癌死亡率亦出现梯度上升。各年龄组肺癌的死亡率如表3-2所示。

表 3-2　　　　各年龄组不同吸烟状况者的肺癌死亡率(‰)

吸烟量/（支/日）	年龄（岁）					
	35～44	45～54	55～64	65～74	≥75	合计
≤0	0.05(1)	0.00(0)	0.00(0)	0.00(0)	1.11(2)	0.07(3)
1～14	0.07(1)	0.31(3)	0.48(3)	2.69(9)	2.68(6)	0.57(22)
15～24	0.00(0)	0.62(9)	2.31(20)	5.16(17)	7.27(8)	1.39(54)
≥25	0.11(1)	0.75(8)	3.88(26)	6.48(14)	16.33(8)	2.27(59)

注:括号内为肺癌死亡人数。

问题讨论 4

问题 14:为何需要按年龄分层对肺癌死亡率进行分析?

答:年龄在这里是一个混杂因素,年龄与吸烟和肺癌均有关。如果不按照年龄进行分层,可导致对吸烟与肺癌死亡率关系的错误估计。

问题 15：本研究存在哪些偏倚？应如何加以控制？

答：(1)选择偏倚，主要应通过适当的研究设计与实施予以控制。掌握发生环节，研究者在研究过程中对可能发生选择偏倚的环节事先应有充分的了解；选择正确的抽样方法，尽可能遵守随机化的原则，严格按照选择标准纳入和排除研究对象，以使研究对象能较好地代表所出自的总体；采用多种对照。

(2)失访偏倚，这属于选择偏倚的一种。研究过程中要选择便于随访的人群。设计过程中，可在计算的研究样本量的基础上扩大 10%。实施过程中，应加强对随访员的管理，制订随访计划和监测措施。整理资料过程中，对有缺项或者漏项的对象要进行补查。

(3)信息偏倚，对其的控制是选择精确稳定的测量方法，调准仪器，严格实验操作规程，同等地对待每个研究对象，提高临床诊断技术，明确各项标准，严格按规定执行等。此外，还应认真做好调查员培训工作，提高询问调查的技巧，统一标准，并进行有关责任心和诚信度的教育。估计信息偏倚的常用办法是通过对一个随机样本进行重复的调查与检测，将两次检测的结果进行比较，以估计信息偏倚的可能与大小。

(4)混杂偏倚，对其的控制是在研究设计阶段对研究对象作某种限制(如某一年龄层、某性别)，以便获得同质的研究样本。在对照选择中可采用匹配的办法，以保证两组在一些重要变量上的可比性。在资料分析阶段，首先应根据混杂的判断标准来判断混杂存在的可能性，比较分层调整前后的大小以估计混杂作用的大小。有关混杂偏倚的处理一般可采用分层分析、标准化或多因素分析的方法。

案例总结

问题16：通过对本案例的分析，请叙述队列研究的基本原理。

答：队列研究的基本原理是在一个特定人群中选择所需的研究对象，根据目前或过去某个时期是否暴露于某个待研究的危险因素，或其不同的暴露水平而将研究对象分成不同的组，如暴露组和非暴露组、高剂量暴露组和低剂量暴露组等，随访观察一段时间，检查并登记各组人群待研究的预期结局的发生情况（如疾病、死亡或其他健康状况），比较各组结局的发生率，从而评价和检验危险因素与结局的关系。如果暴露组某结局的发生率明显高于非暴露组，则可推测暴露与结局之间可能存在因果关系。

问题17：通过对本案例的分析，请叙述队列研究的实施步骤。

答：队列研究实施步骤如下：
    (1)确定研究因素。
    (2)确定研究结局。
    (3)确定研究现场与研究人群。
    (4)确定样本量。
    (5)资料的收集与随访。
    (6)质量控制。

问题18：通过对本案例的分析，请叙述队列研究的优缺点。

答：队列研究的优点包括：
    (1)由于研究对象的暴露资料是在结局发生之前收集的，并且都是按照设计由研究者亲自观察得到的，所以资料完整可靠，信息偏倚相对较小。
    (2)可以直接获得暴露组和对照组人群的发病或死亡率，可直接计算出 RR 和 AR 等反映疾病危险强度的指标，可以充分而直接地分析暴露的病因作用。
    (3)由于病因发生在前，疾病发生在后，因果现象发生的时间顺序是合理的，加之偏倚较少，又可直接计算各项测量疾病危险强度的指标，故其检验病因假说的能力较强，一般可证实病因联系。

（4）有助于了解人群疾病的自然史,有时还可能获得多种预期以外的疾病的结局资料,可分析一因与多种疾病的关系。

队列研究的缺点包括:

（1）不适于发病率很低的疾病的病因研究,因为在这种情况下需要的研究对象数量太大,前瞻性队列研究一般难以达到。

（2）由于随访时间较长,对象不易保持依从性,容易产生失访偏倚。

（3）在随访过程中,未知变量引入人群,或人群中已知变量的变化等都可使结局受到影响,使分析复杂化。

（4）研究耗费的人力、物力、财力和时间较多,其组织与后勤工作亦相当艰巨。

案例二　CS₂长期低剂量暴露与冠心病的关系研究

研究背景

CS_2（二硫化碳）职业中毒引起的精神病、中枢神经系统疾患、多发性神经炎等早在 19 世纪末已有报告。20 世纪中叶,不少研究者还在 CS_2 中毒者中发现了与脑、肾等器官的动脉粥样硬化有关的改变及心肌梗死、冠心病等改变。然而,CS_2 长期低剂量的暴露与冠心病关系的研究比较困难,因为冠心病诊断缺少特异的方法,而中年人中冠心病又较多见。

第一幕

蒂勒(Tiller)曾对英国一个城市及其周围的 3 个黏胶纤维工厂(简称"黏纤厂")的工人死亡情况进行过队列研究,并与当地普通人群作了比较。他把 1933～1962 年间死亡的所有黏纤厂的 35～64 岁的男性工人(共 397 名)作为研究对象。其中,223 名为精纺或成纤车间的操作工,174 名为暴露程度非常小的非操作工。同时选择该市不同社会阶层(不包括农业工人)的同样年龄组的 561 名男性死者作为对照。结果表明,30 年间,在操作工中死于冠心病的占全死因的 42%,而非操作工中才为 24%($p<0.001$),对照组中仅 17%。

蒂勒还用英格兰与威尔士的死因构成比来推算黏纤工人与对照组中死于冠心病的期望数。结果显示,操作工中死于冠心病的期望数为 41.5,而实际数为 94,统计学上相差非常显著($p<0.001$)。

问题讨论 1

问题 1:蒂勒的研究属于队列研究中的哪一类? 这种队列研究有什么优缺点?

答:蒂勒的研究属于队列研究中的历史性队列研究。历史性队列研究是一种深受欢迎的快速队列研究方法,具有省时、省力、出结果快的特点。其缺点是因资料积累时不受研究者的控制,所以内容上未必符合要求。

问题 2:此次队列研究选择对照人群的方式是什么?

答:此次队列研究选择该市不同社会阶层(不包括农业工人)的同样年龄组的 561 名男性死者作为对照,选择对照的方式为外对照。

问题 3:根据以上资料能否计算 RR 值?

答:根据以上资料不能计算 RR 值,因为无论是暴露组还是非暴露组,冠心病的发病率或死亡率均不可以计算。

问题 4：队列研究中与结局事件发生率有关的常用指标有哪些？本次研究可以计算何种结局事件的发生率？

答：队列研究中与结局事件发生率有关的常用指标有累积发病率、发病密度和标化比。本次研究可以计算标化比例死亡比。

第二幕

此外，蒂勒还对其中一家资料记录比较完整的黏纤厂计算了死亡率，发现精纺车间 45～64 岁，工龄在 10 年以上的工人中，冠心病的实际死亡率为 6.1/1000 人年，而推算的期望死亡率为 3.2/1000 人年，差异非常显著（$p<0.001$）。对工厂中不同车间人员的比较也发现，精纺车间 45～64 岁，工龄在 10 年以上的工人与职员的冠心病标化死亡率为 6.6/1000 人年，而其他车间的为 2.7/1000 人年（$p<0.01$），前者为后者的 2.4 倍。

赫恩伯格（Hernberg）选择 1942 年建立的一家黏纤厂的 25～64 岁，在 1942～1967 年间至少有 5 年 CS_2 暴露史的所有工人共 410 名，作为暴露组的研究对象，其中 50 人死亡，取得死亡证明的有 48 名，死于冠心病的有 25 名。而按芬兰城市中普通男性人群推算的经年龄与死亡年份调整后的期望死亡数为 15.2；两者之间的差异非常显著（$p<0.002$），此结果与蒂勒的研究一致。

值得注意的是，为了研究暴露组冠心病的患病状况与冠心病的危险因素，并为进一步前瞻性队列研究提供基础资料，赫恩伯格对存活而又愿意接受观察的 343 人进行了全面的检查与询问，同时选择同一城市的一家造纸厂的 343 名男性工人作为非暴露（对照）组进行配比研究，配比的条件为：①年龄相差不超过 3 岁；②出生地区相同；③工种的体力消耗不相上下。与冠心病有关的因素在两组之间均衡。调查表明，两组在心肌梗死的病史、心脏大小与心电图的改变等方面无显著差异，但是在心绞痛的发生率方面，暴露组（16.8%）显著高于非暴露组（10.6%，$0.01<p<0.025$）。血压的均值（无论是收缩压还是舒张压），暴露组均显著高于对照组。

问题讨论 2

问题 5：赫恩伯格的第二项研究属于何种流行病学方法？这种研究方法有哪些缺陷？

> 答：赫恩伯格的第二项研究属于现况研究。现况研究不能确定疾病或健康状况与某些特征或因素的时间顺序，只能为病因研究提供线索。另外，现况研究一般不适合研究病程较短的疾病。

问题 6：在赫恩伯格的研究中，为何要求两组之间要均衡？

> 答：暴露组与非暴露组的可比性是队列研究的一个基本前提，否则可能会导致混杂偏倚等问题的发生，造成研究结果缺乏可信性，因此需要对两组进行均衡性检验。

第三幕

在赫恩伯格研究的基础上，与他同一研究所的托洛宁（Tolonen）于 1967～1972 年对上述暴露组与非暴露组进行了随访。设计与方法如下：

（1）暴露组与非暴露组的均衡性：在 1967 年研究开始时，对两组与冠心病有关的危险因素与其他的主要特征进行了检验，除血压外两组其他因素的分布均一致。而血压由上文可见与 CS_2 暴露有关，不是一个独立的危险因素。

1972 年研究结束时，对两组上述这些因素进行了复核，发现除血胆固醇在暴露组稍高外，在随访期间其他因素均无明显的差异。

（2）主要的观察指标：把心肌梗死作为发病的主要标志。当然，为全面了解情况，作者还观察了血压、心电图、心脏大小等指标，询问了心绞痛的病史。

（3）方法：首先，在研究开始与结束时，检测各种标志使用的仪器、方法、判断标准等，使前后完全一致；其次，询问调查，检查与结果判定方法均使用国际上规定或通用的方法；最后，有些项目还使用了编码，同时由 2 名技术员进行分析，如相互之间的结果有差异再共同进行重新分析。

（4）对环境中 CS_2 的监测：除了利用建厂以来可供分析的记录外，还在 5 年随访期间实地测量了车间内的浓度。

问题讨论 3

问题 7:托洛宁的研究属于队列研究中哪一类? 这种队列研究有什么特点?

答:托洛宁的研究属于队列研究中的前瞻性队列研究。前瞻性队列研究是队列研究的基本形式。研究对象的分组是根据研究对象现时的暴露状况而定的,此时研究的结局还没有出现,需要前瞻观察一段时间才能得到。这样的设计模式即称为"前瞻性队列研究"或"即时性队列研究"。在前瞻性队列研究中,由于研究者可以直接获取关于暴露与结局的第一手资料,因而资料的偏倚较小,结果可信;其缺点是所需观察的人群样本量很大,观察时间长、花费大,因而影响其可行性。

问题 8:此次队列研究可能会出现哪些偏倚? 应如何加以控制?

答:此次队列研究最可能会出现的偏倚是失访偏倚。

对于失访偏倚,可供选择的补救办法有两种:①查询失访者是否已经死亡及其死亡原因,如失访者与未失访者所研究疾病的死亡率相同,则可推测他们之间的发病率可能也相近。②比较失访者和未失访者基线调查时获得的某些特征的资料,两者的基线特征越相似,则出现不同疾病发病率的可能性越小。应该注意的是,上述两种方法只是对失访者和未失访者间发病率差异的一种推测,而不是测量。控制失访偏倚的最好方法还是尽可能地减少失访。

防止失访偏倚,主要靠尽可能提高研究对象的依从性。在选择研究现场和研究对象时就要考虑此问题,如果失访率达到 20% 以上,则研究的真实性就值得怀疑。

第四幕

5 年间暴露组发生了 14 例致死性心肌梗死,非暴露组发生了 3 例致死性心肌梗死。发生一次心肌梗死存活下来的,暴露组有 11 例,非暴露组仅 4 例。

1972 年发现,心电图改变与心脏大小在暴露组与非暴露组之间的差异无显著性。其中,暴露组与非暴露组心电图改变的人数分别为 73 人和 52

人。暴露组与非暴露组心绞痛的发生率分别为 24.6% 和 13.0%。暴露组所有年龄组的收缩压和舒张压均比非暴露组高,差异有统计学意义。同时检测了两组的心率情况,结果两组的平均心率均为 73 次/分。

问题讨论 4

问题 9:心肌梗死的发生是否与 CS_2 的长期低水平接触相关? 如果相关的话,请计算 RR 值和 AR 值。

答:根据以上资料,可整理成如下表 3-3 所示:

表 3-3　　　　　　　　　暴露组与非暴露组的对比

组别	心肌梗死		合计	发病率/%
暴露组	发生	未发生		
非暴露组	25	318	343	7.29
合计	7	336	343	2.04

经检验,卡方值为 10.620,$p < 0.05$,差异有统计学意义同,说明心肌梗死的发生与 CS_2 的长期低水平接触在统计学上有关联。

RR = 7.29% ÷ 2.04% = 3.57,AR = 7.29% − 2.04% = 5.25%。

问题 10:在比较暴露组与非暴露组的血压情况时,为什么还要测量心率?

答:因为血压受被测者情绪的影响很大,所以在比较暴露组与非暴露组的血压情况时,必须保证两组之间观察对象的情绪具有可比性,而心率能很好地反映情绪的变化。因此,在比较暴露组与非暴露组的血压情况时,还测量了心率。

问题 11:请分别计算不同临床症状的冠心病,即致死性心肌梗死、非致死性心肌梗死、心绞痛、心电图改变的 RR 值和 AR 值,并结合二者的意义对结果进行解释。

答：不同临床症状的冠心病，即致死性心肌梗死、非致死性心肌梗死、心绞痛、心电图改变的 RR 值和 AR 值如表 3-4 所示。

计算结果显示，症状越重的冠心病 RR 越大，从计算的 RR 值来看，CS_2 的长期低水平接触可使较严重症状冠心病的发病风险显著增加；从计算的 AR 值来看，针对症状较轻的冠心病患者采取干预措施更具有公共卫生学意义。

表 3-4　　　　　不同临床症状的冠心病的 RR 和 AR 值

种类	发病率/%		RR 值	AR 值/%
	暴露组	非暴露组		
致死性心肌梗死	4.1	0.9	4.6	3.2
非致死性心肌梗死	3.2	1.2	2.7	2.0
心绞痛	24.6	13.0	1.9	11.6
心电图改变	21.3	15.2	1.4	6.1

第四章　病例对照研究

【重点及难点】

(1)病例对照研究的概念及基本原理。

(2)病例对照研究实施的一般步骤。

(3)病例对照研究数据的整理及分析。

(4)病例对照研究中的偏倚及控制。

(5)病例对照研究的优缺点。

案例　吸烟与肺癌关系的回顾性研究

第一幕

在英格兰和威尔士的死亡登记中发现,20 世纪上半叶由肺癌导致的死亡例数显著增多,如 1922～1947 年死亡数从 612 例上升到 9287 例,增长了 15 倍;与 1921～1930 年相比,从 1940～1944 年,仅 5 年的时间,45 岁及以上男性的肺癌死亡率就增加了 6 倍,女性肺癌死亡率也增加了 3 倍,且呈上升趋势。除英格兰和威尔士外,世界上很多其他地区也出现了相同的现象。

此现象引起了世界上很多研究者的高度重视,并开始研究这一现象发生的原因。当时提出的能够导致肺癌发病率增高的原因主要有两个:①汽车尾气的排放、焦油路表面的灰尘及煤气厂和工厂中煤的燃烧而导致的大气污染;②吸烟。吸烟与肺癌的关系是依据医务工作人员的临床观察而得出的,即在临床诊疗中发现肺癌患者有很多人存在吸烟问题。

问题讨论 1

问题 1：根据上述研究中提供的信息，吸烟可导致肺癌的病因假设是通过什么方法获得的？

> 答：上述"吸烟致肺癌"的病因假设是通过观察法（现况研究）获得的，即医务工作人员的临床观察。

问题 2：结合疾病自身特点，如果需要深入检验上述病因假设，可考虑哪些流行病学研究方法？

> 答：可采用队列研究或病例对照研究，以深入检验病因假设。

第二幕

> 为搞清楚肺癌高发的真正原因，研究者们在 1930～1960 年进行了大量流行病学研究，其中包括多尔和希尔进行的一项病例对照研究。这项研究的目的是检验肺癌患者与非肺癌者在吸烟习惯方面是否存在差异，从而检验"吸烟导致肺癌"的病因假说是否正确。

问题讨论 2

问题 3：什么是病例对照研究？

> 答：病例对照研究亦称"回顾性研究"。其定义是选择患有特定疾病的人群作为病例组，未患这种疾病的人群作为对照组，调查两组人群过去暴露于某种可能的危险因素的比例，判断暴露危险因素是否与疾病有关联及其关联程度大小的一种观察性研究方法。假如病例组有暴露史的人数比例或暴露程度显著高于对照组，且经统计学检验差异有统计学意义，则可认为这种暴露与某疾病存在关联。

问题 4：多尔和希尔开展的病例对照研究的目的是什么？

答：(1)探索疾病的可疑危险因素——吸烟习惯。

(2)验证病因假说——吸烟导致肺癌的正确性。

(3)提供进一步研究的线索。

第三幕

多尔和希尔在 1948 年 4 月至 1952 年 2 月间，在伦敦及附近医院的住院患者中，选择被确诊为肺癌的新发病例作为病例组，并选择了胃癌、肠癌等患者作为对照。此外，还选择了普通医院内的非癌症患者作为对照。对照者应与患者在相同的年龄组内，性别、民族、职业、经济生活条件、社会阶层等都应该同患者一致或相似。一位患者配一个对照，即 1∶1 匹配。对照可以在与肺癌患者同一个医院内选择，注意不要将病因可能相同的疾病患者作为对照。

问题讨论 3

问题 5：病例和对照的来源都有哪些？

答：(1)病例的来源：①医院的病例；②人群调查或记录获得的病例。

(2)对照的来源：①从医院的其他患者中选择对照，即在选择病例的医院内选择其他病种的患者作为对照，病种愈复杂愈好。②当病例是某地区的全部或大部分患者时，可以从该地区未患该病的人群中选择对照，即可以是患者的邻居、社会团体人群中非研究疾病的患者或健康人。③同时选择两种对照，既从一般人口中选择对照，又在住院患者中选择对照。

问题6：选择医院患者作为研究对象有何好处？

答：(1)医院病例资料方面：用医院患者作为病例的优点是简便易行，节省经费。

(2)医院对照资料方面：用医院患者作为对照易于找到；对照组往往有时间参加调查并愿意回答调查者提出的问题；病例组和对照组常有类似的生活环境，增加了可比性。

问题7：选择住院的肺癌患者及住院的非肺癌患者，能否代表患有肺癌以及不患肺癌的全部人群？如果不能的话，将会如何影响研究结果？

答：不能。选择住院的肺癌患者作为病例组，由于患者通常会根据距离远近、不同专科的强弱和个人经济能力等很多因素来选择就诊医院，医院有时也会选择是否收治某位患者。因此，某医院的病例通常不能代表一般自然人群中的所有病例，否则可能会夸大二者之间的联系。

选择住院的非肺癌患者作为对照组，可能因为不同疾病诊疗模式的不同而导致代表不同的目标人群，也就是引进选择偏倚；另一方面，对照组所患疾病可能与所研究疾病有共同的病因，从而导致错误的研究结论，特别是因为各种疾病的入院率不同导致病例组与对照组某些特征上的系统差异。因此，应尽量采用随机选择研究对象、在多个医院选择对象等方法，以减少偏倚程度。

问题8：为何要求对照者的年龄应与患者在相同的年龄组内，性别、民族、职业、经济生活条件、社会阶层等都应该同患者一致或相似？

答：使病例与对照均衡可比，否则有可能导致偏倚的发生，从而使分析结果失去可靠性。

问题9：什么是匹配？匹配的目的是什么？在进行病例对照研究时，是否应该把尽可能多的因素进行匹配？

答：匹配也称"配比"，是以对研究结果有干扰作用的某些因素为匹配变量，要求对照组与病例组在匹配变量上保持一致的一种限制方法。例如，若以年龄为匹配变量，则要求病例组与对照组在年龄方面均衡可比，以免由于年龄构成的差异而歪曲研究结果的真实性。匹配又有频数匹配与个体匹配两种方法。

匹配的目的一是提高研究效率，使每位研究对象提供的信息量增加，所需样本含量减少；二是控制混杂因索，以避免研究中存在混杂偏倚。

不应该把过多的因素进行匹配。某个变量被匹配之后，与匹配变量直接或间接相关的其他变量也将随之被匹配。假如这些无意中被匹配的变量恰好是研究因素，即使其原本与疾病之间存在关联，在研究中这种关联也将不复存在，原因很简单：匹配无意中缩小了这些因素在病例组与对照组之间的暴露水平的差别，从而掩盖了该因素与疾病的关联。因而，有时匹配在控制了混杂偏倚的同时又引入了其他的偏倚。

另外，一旦对某个变量做了匹配，那么不但它与疾病的关系不能分析，而且它与其他变量对疾病的交互作用也不能分析。不仅如此，匹配同时还增加了选择对照的难度。把不必要的项目列入匹配，企图使病例组与对照组尽量一致，就可能徒然丢失信息，增加工作难度，反而降低了研究效率，这种情况称为"匹配过度"，应注意避免。

第四幕

对病例组和对照组的患者，可使用事先设计好的调查问卷进行调查。调查问卷的内容主要包括职业、家庭住址、家庭取暖方式、呼吸系统病史、吸烟习惯等。鉴于其他的目的，还包括饮食习惯和腹泻药的使用等。

收集到符合病例标准的肺癌患者超过 1700 例，年龄均在 75 岁以下，其中有 15% 的患者由于各种原因没有被调查到，原因主要包括死亡、残疾、病重或不能讲英语等。还有一些病例虽然被调查了，但后来因为最初的诊断有误而被排除了。最后进入病例组的肺癌患者共 1465 例，其中男性 1357 例，女性 108 例。对照组也相应地选择了 1357 例男性和 108 例女性。

问题讨论 4

问题10：在问卷调查时，除调查样本人群的吸烟习惯外，为什么还调查了职业、家庭住址、家庭取暖方式、呼吸系统病史？

答：这些因素被怀疑在肺癌的发病过程中有重要作用，因此需要掌握这部分资料。

第五幕

研究者比较了病例组和对照组在性别、年龄、调查地点、居住地以及社会地位等方面的均衡性。结果显示，病例组和对照组在性别、年龄以及调查地点的构成上完全一致，社会地位有所不同，但差别无统计学意义，如表4-1所示。

表4-1　　　　　　　肺癌患者与对照患者的均衡性情况

比较项目	肺癌组		对照组		比较项目	肺癌总数	对照总数
	男	女	男	女	访问地区		
年龄/岁					伦敦	1035	1035
25～	17	3	17	3	布里斯托尔	73	73
35～	116	15	116	15	剑桥	36	36
45～	493	38	493	38	利兹	58	58
55～	545	34	545	34	纽卡斯尔	263	263
65～74	186	18	186	18	合计	1465	1465
合计	1357	108	1357	108	居住地区		
社会阶层					伦敦	791	900
1	39		53		其他地区自治城市	225	181
2	516		172		其他都市区	275	213
3	750		720		农村	155	164
4	172		198		外国	19	7
5	231		214		合计	1465	1465
合计	1357		1357				

问题讨论5

问题11：研究者进行以上统计分析的目的是什么？

> 答：进行均衡性检验之后，若得出病例组与对照组非研究因素均衡可比，才可以使研究结果更加真实可靠。

第六幕

多尔和希尔用回顾性配对的调查方法分析了 649 例男性肺癌患者、60 例女性肺癌患者与 649 例男性、60 例女性对照者的吸烟习惯。男性肺癌患者不吸烟者比例为 0.3%，对照组不吸烟者比例为 4.2%（$p=0.000$）；女性肺癌患者不吸烟者比例为 31.7%，对照组为 53.3%（$p<0.05$），说明肺癌患者不吸烟者很少，绝大多数都有吸烟习惯，如表 4-2 所示。

表 4-2　　　　　　肺癌患者和非癌症对照患者吸烟情况

性别	病例组	总人数	不吸烟	吸烟	吸烟率/%
男性	肺癌患者	649	2	647	99.69
	对照组	649	27	622	95.84
女性	肺癌患者	60	19	41	68.33
	对照组	60	32	28	46.67
合计	肺癌患者	709	21	688	97.04
	对照组	709	59	650	91.68

研究者又进一步对男性肺癌患者和对照组的每日吸烟量进行了比较，结果如表 4-3 所示。

表 4-3　　　肺癌患者与对照组在病前 10 年内平均每日的吸烟情况

疾病组	总人数	不吸烟	每日平均吸烟支数				
			<5	5~14	15~24	25~49	>50
男性							
肺癌患者	1357	7	55	489	475	293	38
对照组	1357	61	129	570	431	154	12
女性							
肺癌患者	108	40	16	24	14	14	0
对照组	108	59	25	18	6	0	0

问题讨论 6

问题 12：病例组与对照组之间的吸烟情况是否相同？请利用统计学的知识进行假设检验。

答：根据表 4-4，$\chi^2 = 33.839$，$p < 0.05$，差异有统计学意义，说明肺癌患者与对照组的吸烟情况不同。

表 4-4　　　　　　　　吸烟与不吸烟的对比

	肺癌患者	对照组	合计
吸烟	1418	1345	2763
不吸烟	47	120	167
合计	1465	1465	2930

问题 13：分别计算病例组中吸烟和不吸烟的比值，对照组中吸烟和不吸烟的比值，并计算这两个比值的比值，这个指标即比值比（OR）。请自行查阅比值比的概念，并结合本案例说明比值比的意义。

答:组比值=(1418/47)=30.17。

　　对照组比值=(1345/120)=11.21。

　　OR=30.17/11.21=2.69。

　　问题14:在病例对照研究中,描述暴露与疾病关联强度的指标是什么? 请结合本例予以说明。

答:在病例对照研究中,描述疾病关联强度的指标是比值比(odds ratio, OR)。所谓"比值",是指某事物发生的可能性与不发生的可能性之比。

　　OR 的含义与相对危险度相同,指暴露组的疾病危险性为非暴露组的多少倍。OR>1 说明疾病的危险度因暴露而增加,暴露与疾病之间为正相关;OR<1 说明疾病的危险度因暴露而减少,暴露与疾病之间为负相关。在本例中 OR 值为 2.69,说明患肺癌的危险度随吸烟的增加而增加,吸烟与肺癌之间为正相关。

　　问题15:根据表 4-3,以不吸烟为参照,计算不同吸烟水平的比值比,并解释该结果。

表 4-3　　　　　　　　　肺癌患者与对照组不同吸烟水平的情况

	肺癌患者	对照组	合 计
烟数<5 支	71	154	225
不吸烟	47	120	167
合 计	118	274	392
	肺癌患者	对照组	合 计
5～14 支	513	588	1101
不吸烟	47	120	167
合 计	560	708	1268
	肺癌患者	对照组	合 计
15～24 支	489	437	926

续表

	肺癌患者	对照组	合计
不吸烟	47	120	167
合计	536	557	1093
	肺癌患者	对照组	合计
25～49 支	307	254	561
不吸烟	47	120	167
合计	354	374	728
	肺癌患者	对照组	合计
>50 支	38	12	50
不吸烟	47	120	167
合计	85	132	217

答:吸烟<5 支的 OR＝71/47÷154/120＝1.18。

吸烟 5～14 支的 OR＝513/47÷588/120＝2.23。

吸烟 15～24 支的 OR＝489/47÷437/120＝2.86。

吸烟 25～49 支的 OR＝307/47÷254/120＝3.09。

吸烟>50 支的 OR＝38/47÷12/120＝8.09。

由上述结果得知,5 个不同吸烟水平的 OR 均大于 1,每日平均吸烟支数越多,比值比越大,说明疾病的危险度因暴露而增加,暴露与疾病之间存在剂量反应关系。

问题 16:从吸烟与肺癌关系的比值比中,能推出什么结论?

答:吸烟可能是肺癌的危险因素

问题 17:希尔和多尔的此项研究能否证明吸烟是肺癌的病因? 如果不能的话,还需要做哪些方面的研究?

答:不能,因为病例对照研究论证因果假说的能力相对较弱。如果要确证病因的话,应该再进行队列研究或实验研究。

问题 18：本研究存在哪些偏倚？应如何加以控制？

答：本研究有可能会发生选择偏倚、信息偏倚和混杂偏倚。其中，较为典型的是入院率偏倚、回忆偏倚、无应答偏倚、报告偏倚、

对选择偏倚的控制：①尽量随机选择研究对象；②明确规定纳入标准为新发病例；③在调查中尽量采用敏感的疾病早期检查技术，开展观察期充分长的纵向调查；④延长收集病例的时间，使检出病例中暴露者的比例趋于正常。

对信息偏倚的控制：①选择不易为人们所忘记的重要指标做调查，并重视问卷的提问方式和调查技术；②采用客观指征合适的人选参加调查，开展调查技术培训、复查等，做好质量控制，检查条件应尽量一致，检查仪器应精良，严格掌握试剂的要求等均可望减少偏倚。

对混杂偏倚的控制：①在设计时利用限制、配比的方法；②资料分析阶段采用分层分析或多因素分析模型处理。

案例总结

问题 19：通过对本案例的分析，请叙述病例对照研究的基本原理。

答：病例对照研究的基本原理是以确诊患某种特定疾病的人群作为病例，以不患该病但具有可比性的个体作为对照，通过询问、实验室检查或复查病史，搜集既往危险因素暴露史，测量并比较两组各因素的暴露比例。经统计学检验，若两组差别有意义，则可认为该因素与疾病之间存在统计学上的关联。

问题 20：通过对本案例的分析，请叙述病例对照研究的基本特征。

答：病例对照研究的基本特征有以下几个方面：

（1）属于观察性研究方法。研究者客观地收集研究对象的暴露情况，而不给予任何干预措施。

（2）设立对照研究。设计了单独的、由未患所研究疾病的人群组成的对照组，用来与病例组进行比较。

（3）观察方向由"果"至"因"。在研究过程中,已知研究对象患某病或未患某病,再追溯既往是否暴露于可疑危险因素。研究方向是纵向的、回顾性的。

（4）难以证实因果关系。由于研究采用的是回顾性的观察法,只能推测暴露与疾病是否有关联,且只限于统计学上的关联,因此难以证实暴露与疾病的因果关系。

问题 21：通过对本案例的分析,请叙述病例对照研究的优缺点。

答:病例对照研究的优点包括:

（1）特别适用于对罕见病的研究,有时往往是罕见病病因研究的唯一选择,因为病例对照研究不需要太多的研究对象,此时队列研究常常不实际。

（2）虽有更多的机会发生偏倚和错误的推论,但是相对更省力、省钱、省时间,并且较易于组织实施。

（3）该方法不仅可应用于对病因的探讨,而且可广泛应用于许多方面,如疫苗免疫学效果的考核及爆发调查等。

（4）可以同时研究多个因素与疾病的联系,适宜于探索性病因研究。

病例对照研究的缺点包括:

（1）不适于研究人群中暴露比例很低的因素,因为需要很大的样本量。

（2）选择研究对象时,难以避免选择偏倚。

（3）暴露与疾病的时间先后常难以判断。

（4）获取既往信息时,难以避免回忆偏倚。

第五章　流行病学实验

【重点及难点】

(1)流行病学实验的概念、基本原理及特征。

(2)流行病学实验常用指标及其计算。

(3)流行病学实验中的偏倚及控制。

(4)流行病学实验的优缺点。

案例一　S_{79}株疫苗的效果评价

第一幕

　　腮腺炎(又称"流行性腮腺炎")是由腮腺炎病毒(MV)引起的急性全身性传染病,多发于儿童和青年人群,人类是已知的唯一宿主。病毒以感染各种腺体为主,主要累及唾液腺,也可侵犯中枢神经系统和其他器官,约10%的患者由于病毒感染扩散而发生无菌性脑膜炎、睾丸炎或其他腺体的炎症。

　　腮腺炎疫苗接种是预防 MV 感染的有效手段。目前应用的腮腺炎疫苗种类繁多,我国自 20 世纪 90 年代开始广泛使用国产的 S_{79} 株疫苗。关于该疫苗的免疫效果文献报道颇多,但有关该疫苗的流行病学效果研究少有报道。为科学、准确地评价 S_{79} 株腮腺炎疫苗预防流行病的效果,有人进行了前瞻性研究。

问题讨论1

问题1：本研究的假设是什么？主要研究目的是什么？

> 答：本研究的假设是S_{79}株腮腺炎疫苗的效果较好。主要研究目的是对S_{79}株腮腺炎疫苗的流行病学效果进行评价。

问题2：为了达到研究目的，应该选择什么样的研究方法？这些方法有什么共同的特点？

> 答：为了对S_{79}株腮腺炎疫苗的流行病学效果进行评价，本研究采用了流行病学实验的方法。流行病学实验应具备的基本特点是：
>
> （1）属于前瞻性研究：实验流行病学必须是干预在前，效应在后，所以是前瞻性研究。
>
> （2）随机分组：严格的实验流行病学研究应采用随机方法，把研究对象分配到实验组或对照组，以控制研究中的偏倚和混杂。如果条件受限不能采用随机分组方法，实验组和对照组的基本特征应该均衡可比。
>
> （3）具有均衡可比的对照组：实验流行病学研究中的对象均是来自同一总体的样本人群，其基本特征、自然暴露因素和预后因素应相似，这点与观察性研究不同。
>
> （4）有干预措施：这是与观察性研究的一个根本性不同点。由于实验流行病学研究的干预措施是研究者为了实现研究目的而施加于研究对象的，因此实验流行病学研究容易产生医学伦理学问题。

第二幕

> 研究者选定2005～2007年未发生过腮腺炎、水痘流行的县，在该县选择无腮腺炎、无水痘患病史，也未接种过含腮腺炎病毒成分的单价或联合疫苗和水痘减毒活疫苗、近1个月内未接种过其他疫苗的小学生（6～10岁）和托幼机构健康儿童（3～5岁）作为观察对象。

问题讨论 2

问题 3:本研究的研究对象是什么?应该具备哪些基本特点?

> 答:本研究的研究对象为小学生(6~10岁)和托幼机构健康儿童(3~5岁)。研究对象须满足的条件是:无腮腺炎、水痘病史,也未接种过含腮腺炎病毒成分的单价或联合疫苗和水痘减毒活疫苗,近1个月内未接种过其他疫苗。

问题 4:为何选择未发生过腮腺炎、水痘流行的县,在该县选择无腮腺炎、水痘病史的小学生和儿童?

> 答:之所以选择未发生过腮腺炎、水痘流行的县,在该县选择无腮腺炎、水痘病史的小学生和儿童,是因为腮腺炎和水痘都是传染性疾病,患者在治愈后可获得稳固的免疫力。

第三幕

> 将5010名观察对象随机分成试验组和对照组,其中试验组2534人,对照组2476人。受试对象和疫苗接种人员均不了解研究对象的分组情况。试验组接种单价腮腺炎减毒活疫苗,对照组接种水痘减毒活疫苗。
>
> 试验组接种国产单价腮腺炎疫苗(含病毒不低于 3.7 LGC-CID50,批号:2006120394,效期:2008年7月9日);对照组接种冻干水痘减毒活疫苗(批号:200706071,效期:2009年1月29日),两种疫苗均为中国药品生物制品检定所批准签发的合格市售产品。两种疫苗的接种方法均是于上臂外侧三角肌附着处皮下注射 0.5 mL。
>
> 接种人数按公式推定:n_1 与 n_2 分别为对照组和试验组样本大小。根据文献分析结果,估计疫苗有效率为 78%。p_1 取对照组发病率 2.2%,p_2 取试验组发病率 0.48%,α 水平定为 0.05,把握度(1-β)定为 95%,计算得每组样本量最低为 1024 人。

问题讨论 3

问题 5：本研究采取了什么类型的流行病学实验研究设计？有何优缺点及特点？

答：本研究采用了随机对照试验，即以研究对象个体为干预单位，随机分配到不同的试验组，每组施加不同的干预措施，然后通过适当时间的随访观察，估计比较组间主要观察结局发生频率的差异，以定量估计不同措施的作用或效果的差别。随机对照试验是目前评估医学干预措施效果最严谨、最可靠的科学方法。

在研究因果关系的问题上，与观察性研究相比，随机对照试验最大的特点是研究者用随机的方式将研究对象分成两组或多组，使得各比较组间彼此真正可比，解决了观察性研究中无法避免的混杂问题（由于观察性研究中因暴露不同而形成的各比较组间很难真正可比所造成的）。

由于伦理的限制，随机对照试验不能用来研究疾病的危险因素，而只能用来检验对健康有益的因素或措施。

问题 6：如何对研究对象进行随机化分组？随机化的作用是什么？

答：随机化分组的作用是为了使影响试验结果的各种因素在各组试验对象中均衡分布，使各试验组间可比，以控制研究中的偏倚和混杂。但若研究对象数量少时，难以达到试验各组对象特征的真正均衡。

随机化分组的程序必须与任何已知和未知的可能影响研究对象观察结局的因素无关。现场随机化分组的工作量一般很大，可采用各种随机方法，如根据姓氏笔画分组、随机数字表法和抽签法等。

问题 7：本研究采用的是何种对照形式？ 与其他常见的对照相比有何优缺点？

> 答：本研究采用的是随机对照。这种对照在样本量足够多的情况下，可自然地使接种组与对照组在各方面达到等同状态。与前后对照、地区群组对照和剩余非接种组对照相比，随机分组试验的检验效率更高。

问题 8：本研究是否使用了盲法？ 盲法和安慰剂对照的作用是什么？

> 答：本研究使用了盲法，受试对象和疫苗接种人员均不了解研究对象的分组情况，属于盲法中的双盲。因为随机分组只保证了研究开始时各组间的可比性，但在研究过程中因研究对象的退出、失访等事件的发生往往不是随机的，可能会破坏组间的可比性。盲法可以在一定程度上帮助降低这些事件在组间发生的不均衡性，从而维持组间的可比性。安慰剂的作用在于一方面可以"蒙蔽"试验参与人员，实现盲法；另一方面可以产生安慰作用，在估计疗效时，可以排除治疗的安慰作用。

问题 9：样本量是否足够？ 应如何估算？

> 答：样本量的计算公式为：
>
> $$N = \frac{\left[z_\alpha \sqrt{2\bar{p}(1-\bar{p})} + z_\beta \sqrt{p_1(1-p_1) + p_2(1-p_2)}\right]^2}{(p_1 - p_2)^2}$$
>
> 式中，N 为一个组的样本大小，p_1 为对照组结局事件发生率，p_2 为实验组结局事件发生率，$\bar{p}$ 等于 $(p_1 + p_2)/2$，z_α 为 α 水平相应的标准正态差，z_β 为 β 水平相应的标准正态差。计算得每组样本量最低约为 1024 人，而总研究对象共 5010 人，因此即使考虑最大 20% 的失访率，本研究的样本量也是足够的。

第四幕

疫苗接种 48 天后（抗体产生时间 1 个月＋该病的平均潜伏期 18 天），作为流行病观察时点，疾病流行期对所有观察对象每两周随访 1 次，非流行期每月随访 1 次，并作记录。对患有疫苗相应疾病（包括疑似病例）者填写个案调查表。对缺席儿童进行家访，并记录不能入学、入托的原因，有健康原因者要对临床表现进行描述，并作初步诊断。

腮腺炎的诊断按国家技术监督局、卫生部发布的《流行性腮腺炎诊断标准及处理原则》（GB 17016—1997）进行。

问题讨论 4

问题 10：失访是前瞻性研究中常见的问题，请问失访对研究结果有何影响？如何降低研究对象的失访率？

答：由于队列研究的随访时间长，失访往往是难以避免的。但是，如果失访率达到 20% 以上，则本次研究的真实性值得怀疑。失访率过高可导致原定的样本量不足，并破坏了原定的随机化分组。若试验各组失访人数的比例相等，而且各组中失访者和未失访者的基本特征相同且发病率相同，则可认为失访对研究结果没有大的影响，否则暴露与结果之间的关系可能因失访而被歪曲，这种歪曲被称为"失访偏倚"。

对失访偏倚的预防主要靠尽可能提高研究对象的依从性，可采取以下措施：①在研究伊始就应充分告知，并选择依从性好、乐于接受并坚持试验的对象。②试验观察期尽量不要太长。③若出现失访，应尽量采用电话、其他通信工具或专门访视等方式进行调查。④设立多个随访点，以便随访研究对象，节省随访的时间，并减少调查问题的数量，以提高研究对象的依从性。⑤为研究对象提供必要的车马费及其他优质服务。

问题11:整理和分析资料时如何处理不合格、不依从和失访的研究对象?

答:对于失访偏倚,可供选择的补救办法有两种:①查询失访者是否已经死亡及其死亡原因,如失访者与未失访者所研究疾病的死亡率相同,则可推测他们之间的发病率可能也相近。②比较失访者和未失访者基线调查时获得的某些特征资料,两者的基线特征越相似,则出现不同疾病发病率的可能性越小。应该注意的是,上述两种方法只是对失访者和未失访者间发病率差异的一种推测,而不是测量。控制失访偏倚的最好方法还是尽可能地减少失访。

第五幕

流行病学保护效果评价指标包括:试验组和对照组的腮腺炎发病率、疫苗效果指数和疫苗保护率。采用国际通用 SPSS 13.0 统计软件进行统计分析,所有的统计检验均采用双侧检验,$p \leqslant 0.05$ 被认为差异有统计学意义。

问题12:何为疫苗效果指数和疫苗保护率?

答:疫苗效果指数 $= \dfrac{\text{对照组发病或死亡率}}{\text{试验组发病或死亡率}}$

疫苗保护率 $= \dfrac{\text{对照组发病或死亡率} - \text{试验组发病或死亡率}}{\text{对照组发病或死亡率}}$

问题13:你认为本研究主要采取了哪些统计分析方法?

答:本研究主要采取了一般描述性分析、t 检验和卡方检验。

第六幕

研究对象总共 5010 人,其中试验组 2534 人,两组之间年龄和性别差异均无统计学意义,如表 5-1 所示。

表 5-1   试验组与对照组年龄、性别分布

变量	试验组	对照组	t/χ^2 值	p 值
年龄/岁	6.749±2.188	6.736±2.194	0.219	0.827
性别			0.000	0.994
男	1410	1378		
女	1124	1098		

问题讨论 6

问题 14:为何进行以上分析?其意义何在?

答:之所以进行以上分析,是为了检验两组之间的均衡性。试验组和对照组之间除干预措施不同外,其他因素应保持一致,否则容易发生偏倚,从而使结果不可靠甚至发生谬误。

问题 15:如果年龄或性别在两组之间的差异有统计学意义的话,应做何处理?

答:如果年龄或性别在两组之间的差异有统计学意义的话,可以做以下处理:①对受试对象的结构进行调整,直至达到均衡。②可以将实验设计为随机分组设计,以剔除混杂因素的干扰。③在对资料进行分析时,可以进行分层分析或者多因素分析。

第七幕

经过 1 年的观察,共监测到腮腺炎病例 35 例。在这 35 例腮腺炎患者中,有 12 例接种过腮腺炎疫苗,试验组腮腺炎发病率为 4.74‰,对照组腮腺炎发病率为 9.29‰,差异无统计学意义($\chi^2 = 3.743, p = 0.053$,见表5-2)。按年龄段(3～5 岁幼托儿童,6～10 岁小学生)和性别分层分析,试验组和对照组腮腺炎发病率差异均无统计学意义(见表5-3)。

表 5-2 　　　腮腺炎减毒活疫苗流行病学效果观察结果(‰)

年龄/岁	试验组			对照组			χ^2 值	p 值
	人数	发病数	发病率	人数	发病数	发病率		
3	241	1	4.15	233	0	0.00		
4	183	0	0.00	196	1	5.10		
5	401	3	7.48	379	5	13.19		
6	379	3	7.92	393	4	10.18		
7	316	0	0.00	279	2	7.17		
8	298	1	3.36	291	2	6.87		
9	388	3	7.73	390	8	20.51		
10	328	1	3.05	315	1	3.17		
合计	2534	12	4.74	2476	23	9.29	3.743	0.053

表 5-3 　　　腮腺炎减毒活疫苗流行病学效果分层分析

项目	试验组			对照组			χ^2 值	p 值
	人数	发病数	发病率	人数	发病数	发病率		
年龄/岁								
3～5 岁	825	4	4.85	808	6	7.43	0.446	0.504
6～10 岁	1709	8	4.68	1668	17	10.19	3.489	0.062
性别								
男	1410	9	6.38	1378	14	10.16	1.215	0.270
女	1124	3	2.67	1098	9	8.20	3.160	0.075

问题讨论 6

问题 16：有必要按年龄段和性别进行分层分析吗？

答：理论上讲，如果试验组和对照组之间某一因素的分布无统计学差异的话，可以不对其进行分层分析。本研究已经证明年龄和性别在两组之间分布均衡，但是为了谨慎起见，还是进行了相应的分层分析。

问题 17：请分别计算疫苗效果指数和疫苗保护率。

答：相关结果计算如下：

疫苗效果指数＝9.29/4.74＝1.96。

疫苗保护率＝(9.29－4.74)/9.29＝49.0%。

问题 18：本研究的主要结论是什么？

答：本研究的主要结论是：目前尚不能认为 S_{79} 株腮腺炎疫苗有效。

问题 19：本研究存在哪些偏倚？

答：本研究存在的偏倚主要为失访偏倚。

问题 20：本研究结果的外推性如何？

答：由于本研究在实验设计、资料收集及资料分析阶段均遵循了科学准则，而且受试对象是人而不是动物，因此结果具有良好的外推性。

布置作业：见案例二。

案例二 灭活脊髓灰质炎疫苗现场试验

第一幕

考古人员曾发现一个古埃及石柱上刻有一个人,其一条腿有萎缩衰弱的迹象,提示早在公元前1580~前1350年,就已经有脊髓灰质炎的发生。1789年,英国医生米切尔·安德伍德(Michael Underwood)首先对脊髓灰质炎进行了临床描述。1843年,美国首次爆发脊髓灰质炎疫情。1930~1955年,脊髓灰质炎在美国流行,尤以1952年的疫情最为严重,共发生了57628例脊髓灰质炎,脊髓灰质炎也由此成了美国20世纪中期最令人恐惧的儿童疾病之一。20世纪50年代初,因为怕自己的孩子染上该病,一到流行季节,美国父母甚至不让孩子们去电影院或游泳池。美国总统罗斯福(Franklin Delano Roosevelt)39岁时也因为感染了脊髓灰质炎而导致下肢瘫痪。

科学家们经过不懈的努力,研制和推广使用脊髓灰质炎疫苗,为人类最终实现消灭脊髓灰质炎这一目标奠定了基础。在这个过程中,乔纳森·爱德华·索尔克(Jonas Edward Salk)和托马斯·弗朗西斯(Thomas Francis)两位科学家做出了巨大的贡献。

问题讨论1

问题1:脊髓灰质炎是一种什么疾病,你对其了解多少?

问题2:你对脊髓灰质炎疫苗有哪些了解?

答:索尔克率先研制成功了脊髓灰质炎灭活疫苗,并于1953年1月23日把他的研究结果报告给美国小儿麻痹基金会(NFIP)科学顾问委员会中的免疫专家委员会,结果得到了基金会科学顾问委员会主任托马斯·瑞沃(Thomas River)的青睐,后者开始计划着要开展一次大规模的疫苗现场试验。

第二幕

问题讨论 2

问题 3：脊髓灰质炎疫苗研制成功后为什么还要进行大规模的现场试验？

第三幕

> 1953 年 11 月 9 日，NFIP 创始人欧科诺（O'Connor）宣布疫苗现场试验将在下一年春季开始。试验现场设在美国 272 个脊髓灰质炎疫情最严重的县，研究对象为脊髓灰质炎发病率最高的 1～3 年级学生。
>
> 实验采用观察对照设计，即 2 年级学生接种疫苗，1、3 年级学生不接种疫苗，作观察对照，然后比较两组儿童脊髓灰质炎的发病情况。1954 年 2 月 15 日，欧科诺宣布本次现场试验将采用 2 种类型的对照，即在 33 个州采用观察对照设计，11 个州采用安慰剂对照设计，从而否定了原本单一的观察对照计划。

问题讨论 3

问题 4：本次研究设计的方法是什么？应遵循什么原则？

问题 5：本次研究的目的是什么？如何做到明确研究目的？

问题 6：本次实验现场为什选择脊髓灰质炎疫情最重的县和脊髓灰质炎发病率最高的 1～3 年级学生？选择实验现场应考虑哪几个方面？

问题 7：如何看待研究对象的确定和选择？本案例在对象的选择上存在什么问题？

问题 8：什么是观察对照和安慰剂对照？各有什么优缺点？除此之外还有哪些对照形式？

问题 9：为何原定为观察对照的形式，最终却选择了两种对照形式？

答:现场试验是在美国的 44 个州,以及加拿大和芬兰的部分地区进行的。在美国,选择了近几年有脊髓灰质炎流行的 217 个地区,其中 33 个州的 127 个地区(总共 1080680 名 1～3 年级儿童)采用观察对照设计。只有 2 年级学生接种疫苗(愿意且按规定完成 3 次接种的共 221998人),1 年级和 3 年级学生不作任何注射,仅对其进行观察(共 725173人)。11 个州的 84 个地区(总共 749236 名 1～3 年级儿童)采用安慰剂对照设计,其中同意参加的共 455474 人,将其随机分为两组,一组接种索尔克疫苗,另一组接种安慰剂。当地的医生和被接种者都不知道具体的分组情况,只有疫苗评价中心的工作人员了解。最后,完成 3 次规定注射的疫苗组共 200745 人,安慰剂组共 201229 人。除此之外,对接种组和对照组中 40000 多名儿童采集了血清,采集时点为接种前、接种结束 2 周后和 5 个月后,以观察个体抗体水平的变化和持续时间。

第四幕

问题讨论 4

问题 10:本案例采用了哪一种盲法设计?
问题 11:简述实验效果的主要评价指标。

第五幕

1954 年 4 月 26 日,疫苗接种工作正式开始,兰迪·克里(Randy Kerr)成为第一位接种索尔克疫苗的儿童。这项工作一直持续到 6 月中旬。自第三次接种后 2 周起至 1954 年 12 月 31 日为观察期,由地方卫生官员和疫苗评价中心的工作人员对研究对象进行监测。观察期间,共发生 863 例脊髓灰质炎,没有发生因疫苗引起的脊髓灰质炎病例或死亡。索尔克疫苗及其现场试验取得了巨大的成功(见图 5-1),但是,该实验仍旧受到了很多人的质疑。

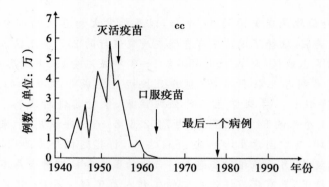

图 5-1　试验中脊髓灰质炎患者数随时间的变化

问题讨论 5

问题 12：怎样合理地确定试验的观察期限？

问题 13：本次疫苗现场试验为何被质疑？

第六章　筛检与诊断试验

【重点及难点】

(1)筛检试验的概念、目的及基本原则。

(2)筛检试验真实性评价指标的计算。

(3)筛检试验可靠性评价指标的计算。

(4)筛检试验预测值的计算。

(5)筛检试验的收益及改进措施。

案例一　大肠癌的筛检

第一幕

　　患者张某,46 岁,因"溃疡性结肠炎 10 年不愈"而就诊,医生在进行常规检查后初步排除了结肠癌变的可能,但仍建议张某做粪隐血试验以筛检其是否有结肠癌。

问题讨论 1

问题 1:患者既然无结肠癌的表现症状,为何医生仍建议其做结肠癌筛检试验? 是否有诱导过度医疗的嫌疑?

答:为了能够进一步确诊,及时发现疾病。

没有诱导过度医疗的嫌疑,因为患者溃疡性结肠炎疾病史10年都没有痊愈,说明没有找到真正病因,需要对疾病进一步进行鉴别诊断。

问题2:什么是筛检试验?与诊断有什么区别?

答:筛检是运用快速、简便的试验、检查或其他方法,将健康人群中那些可能有疾病或缺陷,但表面健康的个体同那些可能无病者鉴别开来。

诊断试验是对疾病进行诊断的方法。从表面上看,筛检试验与诊断试验都是应用一些试验、检查等手段来确定受检者的健康状况,但实际上两者存在许多区别,主要有以下几个方面:

(1)对象不同:筛检试验以健康人或无症状的患者为观察对象,诊断试验是以患者或筛检阳性者为观察对象。

(2)目的不同:筛检试验把可能患有某病的个体与可能无病者区分开来,诊断试验进一步把患者与可疑有病但实际无病的人区分开来。

(3)要求不同:筛检试验要求快速、简便,有高灵敏度,尽可能发现所有可能的患者;诊断试验的技术要求较复杂,准确性和特异度高,旨在尽可能地排除所有的非患者。相对于筛检试验的结果,诊断试验的结果具有更高的准确性和权威性。

(4)费用不同:筛检试验应是简单、廉价的;诊断试验多运用实验室、医疗器械等手段,一般花费较高。

(5)处理不同:筛检试验阳性者须进一步做诊断试验以确诊,而诊断试验结果阳性者要予以严密观察和及时治疗。

第二幕

粪隐血试验结果显示阳性,医生又建议张某做全大肠镜检查,结果仍为阳性。于是,医生对张某进行了组织切片活检,组织病理学诊断按照WHO病理学标准,最终确定为大肠癌(注:组织切片活检是诊断大肠癌的"金标准")。

问题讨论 2

问题 3：既然全大肠镜检查结果阳性，为什么还要活检而额外增加患者的痛苦及疾病负担？

答：在此前的检查中都为阳性，为了防止误诊的发生，需要进一步进行组织切片活检，因为活检是诊断大肠癌的"金标准"，活检的目的是能够准确地区分受试对象是否是大肠癌患者。

问题 4：如果全大肠镜检查结果为阴性，是否不需要再进行活检？

答：也要进行活检，为了防止漏诊的发生。活检是诊断大肠癌的"金标准"，因为大肠癌属于严重疾病，早发现有助于疾病的康复或者延缓发病过程。

问题 5：何为"金标准"？

答："金标准"是指当前临床医学界公认的诊断疾病的最可靠方法。

第三幕

某地区按照《高危人群大肠癌筛检方案》筛选出了 754 名高危者，186 名有症状者，合计 940 人。然后，对这 940 人做粪隐血试验，阳性者 38 人。对这 940 人全部行组织切片活检，检查结果显示，阳性结果者中被确诊为大肠癌的患者有 29 人，阴性结果者中被确诊为大肠癌的有 10 人，如表 6-1 所示。

表 6-1　　　　　　　　粪隐血试验筛检试验结果

筛检结果	"金标准"诊断结果		合计
	大肠癌	非大肠癌	
阳性	29	9	38
阴性	10	892	902
合计	39	901	940

问题讨论 3

问题 6：采用粪隐血试验筛检大肠癌是否出现了漏诊和误诊现象？如果出现了的话，请分别计算漏诊率和误诊率。对于大肠癌这类较严重的疾病来说，你认为漏诊和误诊哪个更严重？

> 答：(1)是。
>
> (2)漏诊率为 25.64％,误诊率为 1.00％。
>
> (3)对于大肠癌这类较严重的疾病来说,漏诊更为严重,因为若该类疾病漏诊会延误病情,失去手术机会,且这类疾病的预后差,应尽可能多地发现可疑患者,这样做虽然会使假阳性增多,但增多的假阳性者可在进一步的诊断试验确诊中被排除。

问题 7："金标准"诊断的 39 名大肠癌患者中,有多少被粪隐血试验诊断为阳性？所占比重是多少？这一指标被称为"灵敏度",请自行查阅灵敏度的定义,并结合本例分析灵敏度与漏诊率的关系。

> 答：(1)29 名,所占比重为 74.36％。
>
> (2)灵敏度(sensitivity),又称"真阳性率"(true positive rate),即实际有病而按该筛检试验的标准被正确地判为有病的百分比。它反映了筛检试验发现患者的能力。
>
> 灵敏度与漏诊率之间为互补关系,即灵敏度＝1－漏诊率。也就是说,灵敏度越高,漏诊率越低,反之亦然。

问题 8：金标准诊断的 901 名非大肠癌患者中,有多少被粪隐血试验诊断为阴性？所占比重是多少？这一指标被称为"特异度",请自行查阅特异度的定义,并结合本例分析特异度与误诊率的关系。

答:(1)892 名,所占比重为 99.00%。

(2)特异度(specificity)又称"真阴性率"(true negative rate),即实际无病按该诊断标准被正确地判为无病的百分比。它反映了筛检试验确定非患者的能力。

特异度与误诊率之间为互补关系,即特异度=1-误诊率。也就是说,特异度越高,误诊率越低,反之亦然。

问题 9:灵敏度、特异度常用来评价筛检试验的真实性,请问还有哪些指标可以衡量筛检试验的真实性?

答:(1)正确指数也称"约登指数",是灵敏度与特异度之和减去 1,表示筛检方法发现真正患者与非患者的总能力。正确指数的范围为 0~1,指数越大,其真实性越高。

(2)似然比(LR)属于同时反映灵敏度和特异度的复合指标,即有病者中得出某一筛检试验结果的概率与无病者中得出这一概率的比值。该指标全面反映了筛检试验的诊断价值,非常稳定,分阳性似然比和阴性似然比两种。

问题 10:你认为粪隐血试验筛检大肠癌是否可靠? 可用什么指标来评价可靠性? 请结合上述资料予以说明。

答:(1)可靠。

(2)评价可靠性的指标符合率和 κ 值,通过表 6-1 计算如下:

符合率 $= \dfrac{29+892}{940} \times 100\% = 97.98\%$,$\kappa = 0.74$。

粪隐血试验和组织活检的符合率为 97.98%,κ 值为 0.74,因此可以认为粪隐血试验筛检大肠癌较为可靠。

问题 11:粪隐血试验筛检阳性的 38 人中,有多少人最终被确诊为大肠癌患者? 所占比重是多少? 这一指标被称为"阳性预测值",请自行查阅阳性预测值的定义。

> 答:29 名,所占比重为 76.32%。
>
> 阳性预测值(positive predictive value,PPV)是指筛检试验阳性者患目标疾病的可能性。

问题 12:粪隐血试验筛检阴性的 902 人中,有多少人最终被确诊为非大肠癌患者? 所占比重是多少? 这一指标被称为"阴性预测值",请自行查阅阴性预测值的定义。

> 答:892 名,所占比重为 98.89%。
>
> 阴性预测值(negative predictive value,NPV)是指筛检试验阴性者不患目标疾病的可能性。

第四幕

> 对这 940 人做全大肠镜检查,阳性者 36 人。然后对这 940 人全部行活检,检查结果如表 6-2 所示。
>
> **表 6-2　　　　　　　　全大肠镜检查筛检试验结果**
>
> | 筛检结果 | 金标准诊断结果 | | 合计 |
> |---|---|---|---|
> | | 大肠癌 | 非大肠癌 | |
> | 阳性 | 30 | 6 | 36 |
> | 阴性 | 9 | 895 | 904 |
> | 合计 | 39 | 901 | 940 |

问题讨论 4

问题 13:请评价全大肠镜筛检试验的真实性。

答:①灵敏度 76.92%,假阴性率 23.08%。

②特异度 99.33%,假阳性率 0.67%。

③正确指数 0.76。

④阳性似然比 114.81,阴性似然比 0.23。

问题 14:请评价全大肠镜筛检试验的可靠性。

答:符合率 98.40%,κ 值为 0.875。

问题 15:请计算全大肠镜筛检试验的阳性预测值和阴性预测值。

答:阳性预测值为 83.3%,阴性预测值为 99.0%。

第五幕

为了提高筛检试验的收益,可以选择做串联试验,即同时采用粪隐血试验和全大肠镜检查两种方法筛检大肠癌,规定两项检查结果均为阳性时串联实验诊断结果才是阳性,否则为阴性。筛检结果如表 6-3 所示。

表 6-3　　粪隐血试验和全大肠镜检查两种方法的联合检查结果

筛检结果		大肠癌患者	非大肠癌患者
粪隐血试验	全大肠镜检查		
＋	＋	26	2
－	＋	7	1
＋	－	5	5
－	－	1	893
合计		39	901

问题讨论 5

问题 16：什么是收益？提高筛检试验收益的方法有哪些？

> 答：收益也称"收获量"，指经筛检后能使多少原来未发现的患者得到诊断和治疗。提高筛检试验收益的方法如下：
>
> （1）选择患病率高的人群（即高危人群）：有些疾病在某些年龄、性别、种族和职业暴露等特征人群中有较高的患病率，在这些高危人群中开展筛检（即选择性筛检），所获得的收益比在一般人群中要高得多，这样既可发现较多患者，又可提高阳性预测值，进一步增加筛检收益。
>
> （2）选用高灵敏度的筛检试验：一项筛检计划必须能筛出相当数量的病例。如灵敏度低，只能筛出少量患者，则不管其他因素怎样，收益依然是低的。
>
> （3）采用联合试验：在实施筛检时，可采用多项筛检试验来检查同一受试对象，以提高筛检的灵敏度或特异度，增加筛检的收益，这种方式称为"联合试验"。根据联合的形式，可分为串联试验与并联试验两种。

问题 17：什么是串联试验？

> 答：串联试验指采用多种筛检试验对疾病进行筛检时，全部筛检试验结果均为阳性者才定为阳性。

问题 18：分别计算串联试验的灵敏度和特异度，并观察二者的大小发生了何种变化。

> 答：灵敏度＝26/39＝66.67，特异度＝899/901＝99.78。
>
> 串联试验的灵敏度低于任一单独的两个筛检试验，特异度高于任一单独的两个筛检试验。

问题 19：分别计算串联试验的阳性预测值和阴性预测值，并观察二者的大小发生了何种变化。

答：阳性预测值＝26/28＝92.86，阴性预测值＝899/912＝98.57。

串联试验的阴性预测值低于任一单独的两个筛检试验，阳性预测值高于任一单独的两个筛检试验。

问题20：根据以上分析结果，归纳出串联试验对筛检试验真实性及预测值的影响规律。

答：串联试验可使灵敏度降低，特异度提高，此时阴性预测值将下降，阳性预测值将升高。

第六幕

为了提高筛检试验的收益，也可以选择做并联试验，即同时采用粪隐血试验和全大肠镜检查两种方法筛检大肠癌，规定二者检查结果中至少有一个为阳性时，并联实验诊断结果即为阳性，检查结果全为阴性时并联实验诊断结果才为阴性。筛检结果如表6-3所示。

问题讨论6

问题21：什么是并联试验？

答：并联试验指采用多种筛检试验对疾病进行筛检时，任何一项筛检试验结果阳性就可定为阳性。

问题22：分别计算并联试验的灵敏度和特异度，并观察二者的大小发生了何种变化。

答：灵敏度＝38/39＝97.43％，特异度＝893/901＝99.11％。

并联试验的灵敏度高于任一单独的两个筛检试验，特异度低于任一单独的两个筛检试验。

问题 23：分别计算并联试验的阳性预测值和阴性预测值，并观察二者的大小发生了何种变化。

> 答：阳性预测值＝38/46＝82.61％，阴性预测值＝893/894＝99.89％。
>
> 试验的阴性预测值高于任一单独的两个筛检试验，阳性预测值低于任一单独的两个筛检试验。

问题 24：根据以上分析结果，归纳出并联试验对筛检试验真实性及预测值的影响规律。

> 答：并联试验可以提高灵敏度，降低特异度，此时阳性预测值将降低，阴性预测值将升高。

第七幕

> 虽然本次试验对社区居民大肠癌的筛检取得了较大的成果，但很多专家却公开质疑本次筛检的意义。他们认为，大肠癌目前尚缺乏切实可行的治疗措施，即使患者被筛检出来也不能得到有效的救治。因此，本次活动违反了筛检试验的基本原则，是完全没有必要的。

问题讨论 6

问题 25：筛检试验的基本原则是什么？

> 答：筛检的基本原则主要体现在以下三个方面：
>
> (1)社会学方面：所筛检疾病或状态应是该地区现阶段的重大公共卫生问题，对筛检阳性者能实行有效的追踪和干预，有比较高的成本-效益比，所用筛检技术易于被群众接受。
>
> (2)科学方面：对所筛检疾病或状态的自然史有比较清楚的了解；所筛检疾病或状态应有可识别的早期临床症状或体征，且有足够长的领先时间实施筛检；对所筛检疾病或状态的预防效果及其不良反应有清楚的认识；所筛检的疾病或状态有比较高的流行率。
>
> (3)伦理学方面：在筛检开始前已确认筛检可以改变疾病的自然史；对筛检阳性者，有相应的诊断和治疗方法，或者有可行的预防措施。

问题 26：你认为专家的观点正确吗？为什么？

答：不正确。进行筛检试验的目的主要体现在四个方面：一是可在外表健康的人群中发现可能患有某病的个体，并进一步进行确诊和早期治疗，实现二级预防；二是发现人群中某些疾病的高危个体，从病因学的角度采取措施，预防或延缓疾病的发生，实现一级预防；三是识别疾病的早期阶段，帮助了解疾病的自然史，揭示疾病的"冰山现象"；四是从伦理学角度考虑，将要参加筛检的受试者有知情权，应由他们决定是否进行筛检试验。

案例二　糖尿病的筛检

第一幕

糖尿病是一种严重的慢性非传染性疾病，目前已成为严重的公共卫生问题和社会问题之一。因此，对糖尿病的筛检是一项迫在眉睫的工作。

某课题组采用尿糖试验的方法，对 A 城市某社区 10000 人进行了糖尿病筛检，筛检结果如表 6-4 所示。

表 6-4　　　　　　　A 城市某社区尿糖筛检试验结果

筛检结果	金标准诊断结果		合计
	糖尿病	非糖尿病	
阳性	34	20	54
阴性	116	9830	9946
合计	150	9850	10000

问题讨论1

问题1：请完成下表中空白部分的计算。

患病率/%	灵敏度/%	特异度/%	筛检结果	"金标准"诊断结果		阳性预测值/%	阴性预测值/%
				糖尿病	非糖尿病		
1.5	22.9	99.8	阳性	34	20	63.0	98.8
			阴性	116	9830		
			合计	150	9850		

第二幕

该课题组还采用血糖试验的方法对上述人群进行了糖尿病筛检，筛检结果如表6-5所示。

表6-5   A城市某社区尿糖筛检试验结果

筛检结果	"金标准"诊断结果		合计
	糖尿病	非糖尿病	
阳性	66	98	164
阴性	84	9752	9836
合计	150	9850	10000

问题讨论2

问题2：请完成下表中空白部分的计算。

患病率/%	灵敏度/%	特异度/%	筛检结果	"金标准"诊断结果		阳性预测值/%	阴性预测值/%
				糖尿病	非糖尿病		
1.5	44.3	99.0	阳性	66	98	40.2	99.1
			阴性	84	9752		
			合计	150	9850		

第三幕

> 该课题组还采用血糖试验的方法对 B 城市某社区 10000 人进行了糖尿病筛检,筛检结果如表 6-6 所示。
>
> 表 6-6   **B 城市某社区血糖筛检试验结果**
>
> | 筛检结果 | 金标准诊断结果 | | 合计 |
> |---|---|---|---|
> | | 糖尿病 | 非糖尿病 | |
> | 阳性 | 111 | 97 | 164 |
> | 阴性 | 139 | 9653 | 9836 |
> | 合计 | 250 | 9750 | 10000 |

问题讨论 3

问题 3:请完成下表中空白部分的计算。

患病率/%	灵敏度/%	特异度/%	筛检结果	"金标准"诊断结果		阳性预测值/%	阴性预测值/%
				糖尿病	非糖尿病		
2.5	44.3	99.0	阳性	111	97	53.3	98.6
			阴性	139	9653		
			合计	250	9750		

总结

将以上三部分资料汇总,可整理为表 6-7。根据表 6-7 中的资料,可总结出相关规律。

表 6-7　　　　在灵敏度、特异度和患病率不同水平时糖尿病筛检结果

患病率/%	灵敏度/%	特异度/%	筛检结果	"金标准"诊断结果		阳性预测值/%	阴性预测值/%
				糖尿病	非糖尿病		
1.5	22.9	99.8	阳性	34	20	63.0	98.8
			阴性	116	9830		
			合计	150	9850		
1.5	44.3	99.0	阳性	66	98	40.2	99.1
			阴性	84	9752		
			合计	150	9850		
2.5	44.3	99.0	阳性	111	97	53.3	98.6
			阴性	139	9653		
			合计	250	9750		

　　问题 4：当患病率不变时，如果灵敏度升高或降低，特异度和预测值的大小将发生什么变化？

　　答：当患病率不变时，增加灵敏度，特异度将减少，此时阴性预测值将升高，阳性预测值将下降。

　　问题 5：利用同一筛检试验，对不同患病率的人群进行筛检时，预测值的大小将会发生何种改变？

　　答：利用同一筛检试验（即灵敏度与特异度一定时），疾病患病率降低时，阳性预测值将降低，阴性预测值将升高。

第七章　病因与病因推断

案例一　反应停事件

反应停因可用于治疗晨吐、恶心等妊娠反应而很快风靡欧洲多国、加拿大及日本等 17 个国家,光是联邦德国 1 个月内就卖出了 1 吨。1959～1961年,欧洲出现了万余例海豹式的短肢畸形婴儿。著名期刊《柳叶刀》刊登了一篇文章,文中指出"一般新生儿中约有 1.5％发生畸形,而服用过反应停的孕妇所生的婴儿患畸形的发生率高达 20％"。

其他专家也对反应停与婴儿短肢畸形的关系进行了研究,其中一项研究针对的是不同国家和地区发生短肢畸形病例数与反应停销售量的关系,结果如表 7-1 和表 7-2 所示。

表 7-1　　　　　　　　反应停销售量与短肢畸形数的关系

国家	反应停销售量/kg	短肢畸形病例数
奥地利	207	8
比利时	258	26
英国	5769	349
荷兰	140	25
挪威	60	11

续表

国家	反应停销售量/kg	短肢畸形病例数
葡萄牙	37	2
瑞士	113	6
联邦德国	30099	5000
美国	25	10＋7*

注：* 表示反应停从国外购来。

表 7-2　　　　　反应停与短肢畸形的回顾性研究结果

服用反应停史	病例组的母亲	对照组
有	12	2
无	38	88
合计	50	90

　　麦克布里德在 1963 年报告了一次前瞻性观察，他得知某医院妇产科曾在孕妇中应用反应停，当反应停被怀疑有致畸作用后，立即进行了前瞻性观察，结果如表 7-3 所示。

表 7-3　　　　　反应停与短肢畸形的前瞻性研究结果

分组	儿童数			短肢畸形发生率/%
	短肢畸形	无短肢畸形	合计	
早期有服用反应停史	10	14	24	42.00
早期无服用反应停史	51	21434	21485	0.24

　　反应停灾难发生后，一些学者进行了动物实验研究，实验结果表明反应停有明显的致畸作用，而且显示有明显的种属特异性。

　　最初一些学者应用大鼠做试验，未能产生畸形，但在小鼠的某些品系中，于妊娠 8～16 天期间给药能导致典型的肢体畸形。比尼亚米(Bignami)报道大鼠在怀孕第 12 天时对反应停是敏感的。雷克(Leck)报道用猴子做试验能诱发与人类相似的畸形综合征。

　　1961 年 12 月，反应停从联邦德国市场撤销。反应停停止销售后，1962年下半年以后出生的婴儿就很少发生短肢畸形了。

问题讨论

问题1:人们对不明原因疾病进行了哪些方面的研究？运用了哪些流行病学方法？

答:反应停事件中进行了描述流行病学、分析流行病学和实验流行病学方面的研究。案例对反应停引起的海豹肢畸形的临床表现进行了描述,通过病例报告及病例分布特点说明了海豹肢畸形在什么时间、什么地区、哪些人群中发生及发生了多少,对不同国家的短肢畸形病例数与反应停销售量之间的关系进行了分析,继之通过人群回顾性调查,分析了反应停致畸形的现象,以及剂量和时间对致畸作用的影响,最后通过动物实验初步分析了反应停的致畸机制。

案例中运用了以下流行病学方法:

(1)横断面调查:横断面调查所获得的描述性资料是在某一时点或一个较短的时间区间内收集的,客观地反映了这一时点的疾病分布以及人们的某些特征与疾病的关联。在本案例中,反应停于1956年投放市场,1959～1961年许多国家发生了病例数逾万的先天性畸形,患儿具有相同的临床表现。在较短的时间区间(1959～1962),横断面调查揭示了典型的海豹肢畸形的时间分布集中在1959～1962年。地区分布上缺乏确切数据,但是从当时世界各地的病例报道来看,使用反应停的地方就有短肢畸形的发生,大致说明了地区分布与反应停使用的关系。对于人群分布,没有证据说明反应停只对某些人群致畸,或在某些人群中比在其他人群中更易致畸,种族、气候和饮食与畸形的发生无关。横断面调查基本阐明了海豹肢畸形的三间分布以及短肢畸形与疾病的关系。

(2)生态学研究:生态学研究是在群体水平上研究某种暴露因素与疾病之间的关系,以群体为观察和分析的单位,通过描述不同人群中某因素的暴露状况与疾病的频率,分析该暴露因素与疾病之间的关系。在本案例中,采用生态学分析方法,对不同国家的短肢畸形病例数与反应停销售量之间的关系进行了分析,证明短肢畸形发生的频率与反应停销售量成正比。随后于1963年又做了反应停由市场撤出后的类似研究,评价了英国部分地区的短肢畸形发生情况与反应停消耗量之间的关系,根据联邦德国的资料,证明反应停销售量曲线和短肢畸形病例数曲线相隔时间恰与病例母亲的怀孕前时间吻合。

（3）历史性队列研究：历史性队列研究是根据研究开始时，研究者已掌握的有关研究对象在过去某个时点的暴露状况的历史资料，对研究对象进行分组，研究开始时研究的结局已经出现。在本案例中，1963 年于澳大利亚妇科医院进行的一次为期 10 年的回顾性纵向观察的研究表明，孕期服用过反应停发生短肢畸形的危险是未服用的 146 倍，即 RR＝146。

（4）病例对照研究：病例对照研究是以确诊患有某种特殊疾病的患者作为病例，以不患有该病但具有可比性的个体作为对照，通过询问、实验室检查或复查病史、搜集研究对象既往各种可能的危险因素的暴露史等，测量比较病例组与对照组中各因素的暴露比例，经统计学检验，若两组差别有意义，则可以认为因素与疾病之间存在统计学上的关联。上述案例中进行了一项正式的病例对照研究，分析了放射线、避孕药、堕胎药、去污剂等因素，最后发现只有反应停有意义，$\chi^2＝14.6，p＜0.05$，OR＝13.9。

（5）流行病学实验：流行病学实验是将研究对象随机分为干预组和对照组，前者施加干预措施，后者不施加任何干预。通过比较两组结局事件的发生率，判断干预的效果。反应停灾难发生后，一些学者进行了动物实验研究。另外，通过比较反应停停止销售前后婴儿短肢畸形的发生率，从而判断反应停与短肢畸形的关联，这也是一个干预试验。

问题 2：请计算前瞻性研究中的 RR 值、AR％，并对结果进行分析。

答：RR＝42.00％/0.24％＝175，AR％＝（42.00％－0.24％）/42.00％＝99.43％。

RR 值说明怀孕早期服用反应停的母亲产下短肢畸形婴儿的风险，是早期未服用反应停的母亲的 175 倍。

AR％说明短肢畸形婴儿的发生在 99.43％的程度上归因于母亲怀孕早期服用反应停。

问题 3：请计算回顾性研究中的 OR 值，并对结果进行分析。

答：OR＝12/38÷2/88＝13.89。

问题4：请从判断因果关系的标准分析短肢畸形与反应停的关系。

答：判断因果关系的标准：

（1）关联的时间顺序：案例中，反应停大量上市后在使用国出现短肢畸形发病率急剧升高的现象，提示了反应停作为怀疑病因的可能。随后，通过生态学研究进一步提示了服用反应停所发生短肢畸形的时间顺序，对反应停致畸形的剂量和时间进行的研究虽然结论不一致，但都提示在妊娠早期服用反应停容易导致胎儿发生短肢畸形。通过反应停致畸动物实验及机制的研究，说明给予孕期动物反应停可以导致胎儿畸形，即从实验研究的角度说明了二者的时间顺序。

（2）关联的强度：一般而言，关联的强度越大，该关联为因果关联的可能性越大。关联强度的测定可以有 OR、剂量反应关系和生态学相关。本案例中，进行的病例对照研究所得结果显示 OR＝13.9；生态学显示了出生缺陷数与一年前供应给伯明翰（Birmingham）地区的反应停之间存在正比关系，另外戴维斯（Davis）等提供的资料证明了随着反应停销售量的上升，短肢畸形病例数亦随之上升。

（3）关联的可重复性：研究中发现没有证据说明反应停只对某些人群致畸，或在某些人群中比其他人群更易致畸，种族、气候和饮食与畸形发生无关。典型的海豹肢畸形的时间分布集中在 1959～1962 年，地区分布上缺乏确切数据，但是从当时世界各地的病例报告来看，使用反应停的地方就有短肢畸形的发生，大致说明了地区分布与使用反应停的关系。

（4）关联的合理性：反应停在大量投入市场前并没有开展发育毒性实验，关于反应停的致畸作用的理论知识缺乏，但是研究者通过横断面调查、生态学研究、历史性队列研究、病例对照研究和动物实验对反应停导致胎儿畸形进行了论证，论证方式较为严谨、科学，能够说明关联的合理性。

（5）研究的因果论证强度：一般而言，在因果论证强度上，实验性研究大于观察性研究，有对照的研究大于无对照的研究，以个体为分析单位的研究大于以群组为分析单位（生态学）的研究。案例中所使用的研究方法涉及实验性研究（反应停致畸形动物实验及机制的研究）、观察性研究（横断面调查、生态学研究），使用的研究方法有对照（历史性队列研究和病例对照研究），因果论证强度强，能够说明反应停是短肢畸形的致病因素。

问题5：我们可以从反应停事件中得到哪些教训？

答：人们从反应停事件中总结了教训，包括：

(1)过去对先天性畸形的监测缺乏认识，反应停事件发生后，不少国家已建立了先天性畸形监测系统，并建立了国际性的合作机制，以交流经验，互通情报等。

(2)对药物的筛选、生产和使用等加强了监督和管理，特别是对药物的致畸性、致癌性、致突变性等研究有了很大的发展。

(3)加强了对药物的流行病学研究，反应停事件说明了应用流行病学方法研究药物对人群健康影响的必要性与迫切性。

(4)促进了围产医学的发展，并促进了围产期监护工作的发展。

案例赏析 糙皮病病因研究

1730年，西班牙医生卡萨尔(Casal)首次对糙皮病进行了观察，他认为该病是坏血病性麻风。1771年，意大利医生弗拉波里(Frapolli)正式称该病为"糙皮病"，该名称最初为意大利北部农民所使用。糙皮病最早可能存在于美洲，哥伦布发现新大陆后，随着玉米的传入，西班牙在欧洲最先发现糙皮病。

糙皮病的临床表现主要是位于日光暴露部位的对称性皮肤损害，以及胃肠异常及神经和精神紊乱。经典性糙皮病呈"4D"表现：皮炎(dermatitis)、腹泻(diarrhoea)、智力低下(dementia)和不治则死(death)。在18世纪，欧洲的精神病院有许多因精神异常入院的糙皮病患者。

玉米由美洲首先传入西班牙，继而遍及欧、亚、非三大洲。在17世纪中叶以前，欧、亚、非三大洲的主食是小麦或水稻。18世纪初，先是西班牙，继之紧邻的意大利北部出现糙皮病；19世纪初在紧邻西班牙的法国西南部也出现糙皮病。1830年以后，糙皮病随着玉米种植的扩散逐渐东移，中欧、罗马尼亚、土耳其和俄罗斯南部，接着埃及和亚洲中部、南部都出现过糙皮病流行。美国第1例糙皮病报道是在1902年，20世纪前30年，糙皮病在美国南部呈爆发流行(第1次暴发流行记录是在1907年)。因此，随着玉米种植的扩散，糙皮病呈世界性广泛流行。奇怪的是，玉米作为美洲印第安人的主食已有1000多年的历史，但未有证据表明他们过去或现在有糙皮病流行，仅有少数散发病例。

糙皮病流行和玉米的关系有三点主要的流行病学证据：①在玉米作为主食

引入以前,任何国家均无糙皮病;②引入玉米后发生糙皮病流行,但在同时相近生活条件下不食玉米的人群不发病(罗马尼亚、美国等);③玉米引入法国后,糙皮病很普遍;在 19 世纪中叶,由于政府不鼓励种玉米(医学界倡议),玉米不再作为主食,糙皮病逐渐消失(最后一个病例报道于 1902 年)。糙皮病的"玉米理论"实际上分为以下两派:

(1)玉米营养的欠缺性(蛋白质缺乏等)。

(2)玉米真菌污染产生毒素。

人们在做玉米营养学分析时,发现与其他谷物相比,玉米仅白蛋白含量较低,并对玉米蛋白的可消化性和食用价值问题提出了疑问。"营养欠缺说"逐渐被人遗忘。

直到 20 世纪初,占优势的都是真菌毒素理论。许多研究者从玉米中分离出了真菌,发现了其对动物致病的毒素,实验性研究可谓"成果丰硕"。他们的结论是:玉米比其他谷物容易霉变,产生的毒素会引起人患糙皮病,预防措施就是防霉去毒。他们想当然地认为:美洲印第安人群无糙皮病流行,同用碱(石灰水)处理玉米去除了毒素有关。但是,意大利在 1902 年立法禁止销售霉变玉米后,糙皮病的流行仍未得到控制。

1913 年是糙皮病病因研究的历史转折点。方克(Funk)天才地猜到了维生素学说;古德伯格(Goldberger)异军突起,复苏了蛋白质学说。

方克做了这样的类比:脚气病与大米有关,糙皮病与玉米有关。前者是大米去壳过多(硫胺素损失),后者是否也可能与玉米粒表皮去除过多(某种维生素损失)有关呢? 从流行病学的角度,他观察到随着大磨房的建立(玉米加工去除表皮增多),糙皮病患者也相继增多。反对者认为:如果是维生素的原因,那么糙皮病患者多吃混合膳食(在美国)应该就够了;另外,在小磨房仍存在的地区,糙皮病也很常见。虽然方克实际上没有说对,但他的勇气和创新精神是非常可贵的。

美国南部诸州在南北战争后很贫困,在 20 世纪初逐渐增加了对玉米的依赖(玉米适应性强,贫瘠土地上单产高,价廉),糙皮病开始流行且分布广泛。患者皮肤损害很难看,许多人把它看作麻风一类的疾病,再加上该病呈暴发流行(流行季节里病例集中发生),"传染说"又盛行起来,还引起了很大的恐慌。1912 年,美国公共卫生署开始调查该病,在加利福尼亚州哥伦比亚市举行了第一次国家糙皮病会议。

1913 年,古德伯格(他本人是一位细菌学家)受美国公共卫生署委派,去调查糙皮病的病因,开始了近 20 年的卓越研究工作。

在传染说的喧噪声中,古德伯格等组成了"志愿污染小组",食用和注射糙皮病患者的各种生物物质和（或）排泄物，但均未"传染"上糙皮病，再一次证实了"糙皮病不传染"的研究结果。

1915年，古德伯格在密西西比监狱农场做了糙皮病诱发试验。试验组开始有12人，完成全期观察者11人。试验组食谱为软饼、玉米饼、粗燕麦粉、大米、油煎玉米块、卤肉汁、甘薯、卷心菜和甘蔗糖浆等。三分之一的食物为玉米制品，几乎去除了动物性食物，但摄取的蛋白质足够维持氮平衡。对照组囚犯则给予改良膳食，添加了肉、牛奶和豆类食物等。试验组囚犯劳动时间较少，作息有规律；对照组囚犯居住卫生条件差，劳动艰苦，并密切与糙皮病患者接触。

9个月后，试验组11人中有6人发生了糙皮病，而对照组无1人发病。6例患者均有典型的糙皮病皮炎和轻微神经及胃肠症状。有趣的是，皮炎在5个月前发生，均最先分布于阴囊部。古德伯格认为，阴囊炎作为糙皮病的表现，在以前可能逃过了人们的注意（在该研究中，两组囚犯均裸体受检）。因此结论为：低蛋白质（尤其是低动物蛋白质）膳食是糙皮病的病因。古德伯格的观察暗示了对过劳和污秽致病说的否定。

在1914～1917年这3年中，古德伯格在3所孤儿院和2所疗养院（精神病病房）进行了人群防治实验。进入观察的糙皮病患者有414人，非糙皮病患者有288人，共计702人。防治组给予改良膳食，用麦片取代粗燕麦粉作为早餐，增加新鲜动物蛋白质，豆类大量增加，玉米减少但未取消。对进餐情况给予密切注意。对照组仍接受原来的膳食。防治组和对照组的常规管理、卫生状况均一样。第一年的结果是：孤儿院完成全期观察的172例糙皮病患者中只有1例复发，而188例非糙皮病患者无1例发病（均为接受改良膳食组）。疗养院防治组有72例患者。对糙皮病患者无入院限制，也未限制院内患者和其他人接触。糙皮病患者中无1例复发，而对照组32例糙皮病患者中有15例（47％）复发。无证据表明该病可传染。

第二年的结果是：除了第一年的观察对象外，扩大到南加州哥伦比亚孤儿院（第三所孤儿院）和州立疗养院病房（第二所疗养院）。扩大实验和第一年很一致，在接受改良膳食的三所孤儿院和两所疗养院病房中，没有1人初发或复发糙皮病。第一年孤儿院防治组有1例复发患者为男孩，在第二年未再复发。

第三年结果：实验在南加州疗养院继续进行，有3个病房。除了给予改良膳食外，这3个病房的卫生状况、管理同其他住院者一样（其他住院者中包括一些活动性糙皮病患者）。和第二年很相近，防治组无1例初发或复发糙皮病。

某个有糙皮病发生的集体机构后来退出了该研究，膳食状况恢复如初，其后3.5～9.5个月的随访中，将近40％的人发生了糙皮病。随即又给予改良膳食，每人每天添加113.4 g鲜牛肉、200 g甜牛奶和400 g黄油牛奶，在随后14

个月的观察中,无1例糙皮病初发或复发。

古德伯格的结论是:糙皮病可以通过适当的膳食来预防,而无需其他因素(如卫生状况)的干预。究竟是哪种食物或食物因子在起作用,实验本身未明确揭示。根据富裕人家膳食特征(富人很少患糙皮病)以及流行病学观察结果(这些指导了该实验的研究设计),提示食物因素为新鲜动物蛋白。该实验中可能是鲜肉和牛奶起了保护作用,即它们提供了糙皮病预防因子(PP因子)。

1921年,埃及的威尔逊(Wilson)也证实了糙皮病与蛋白质摄入不足有关。

美国南部在1930~1933年与贫困密切相关的糙皮病发生率急剧下降,而1930年美国正处于经济、工农业大萧条,这似乎有点难以置信。1932~1934年,病例数减少了58%;到20世纪40年代,该病实际上消失了。大量的肝提取物供应是在1932年之后,发现尼克酸是在1937年,它们和糙皮病的减少皆无关联。那么,是什么导致糙皮病在大萧条时期急剧减少呢?

1927年,古德伯格发表了关于糙皮病研究的总结报告,阐明了糙皮病的性质,并提出了相应的解决办法。美国农业发展署将此信息传递给了农学家,着手帮助农村改变单一种植的做法,以便使膳食多样化。美国南部从前以经济作物(棉花)种植为主(主食为玉米),大萧条期间,棉花价格下跌,棉花种植随即减少。

在农学家的指导下,大豆、花生、紫花豌豆、柑橘和其他水果的种植量增加,鸡群和牛群增多,家用农产品大量增加,膳食结构得到很大改善。1916年古德伯格曾在一个南方纺织城市做过膳食调查;1932年斯蒂贝林(Steiebeling)再次调查,发现猪油、肥瘦肉和谷物摄入改变不大,而糖消费增加,鸡蛋吃得多了,牛奶消费增加,有奶牛的家庭增加了7%。

由于古德伯格的研究结论和农业发展署的努力,借大萧条时机改变了单一种植,使居民膳食结构在经济衰落时期反而得到改善,使得糙皮病急剧减少,并最终导致该病消失。这样,糙皮病的"蛋白质病因学说"又以新面目获得了强劲的生命。

古德伯格的"动物蛋白质摄入不足"是否就是糙皮病病因的最后结论呢?

东方国家(如日本和中国)的农民主要以植物性食物为生,很少吃动物食物;部分人群糙皮病流行显然不能归因于动物蛋白质的摄入不足。我国农民食大豆多(在玉米为主食地区)可能是糙皮病少的原因。因此,作为PP因子的蛋白质可能并非只限于动物蛋白质。

实验证实,尼克酸(烟酸,亦即"维生素PP")和色氨酸缺乏为糙皮病的病因,这使得玉米、蛋白质和维生素学说得以统一。"蛋白质病因学说"是指玉米本身的营养缺陷,而古德伯格的"蛋白质说"是指动物蛋白质缺乏,进而提出引起糙皮病最本质的饮食因素中,可能缺乏氨基酸或是一种尚未认识的(维生素)因子,也可能是有致病性的矿物存在于饮食中。方克在 1913 年也曾提出过"玉米维生素缺乏说"。东方糙皮病的流行又提示植物蛋白质(如大豆)缺乏也可成为该病病因。

1922 年,在狗身上以限制性食物引起了狗黑舌病,给予肉、牛奶和酵母便治好了该病。1928 年发现肝脏和酵母提取液(耐热,不含蛋白质)能治愈糙皮病,这表明存在非蛋白质的第二种 PP 因子。1937 年,埃文海姆(Elveihem)鉴定这种 PP 因子为尼克酸。

营养学分析表明:牛奶和蛋类的尼克酸含量很低,而玉米的尼克酸含量比牛奶和蛋类高。这曾使营养学家感到很困惑。在 20 世纪初,已经发现玉米中不含色氨酸(其实应为含量很少),可惜的是没有人再做深入的对比研究。古德伯格的研究结果是不容置疑的,它提示人们:蛋白质的某种成分(如在牛奶和蛋类中)起着与尼克酸相同的作用。

1945 年,克里希尔(Krehl)确定了色氨酸在体内可代谢为尼克酸(60 mg 色氨酸在代谢上等同于 1 mg 尼克酸)。牛奶、蛋类的尼克酸含量很低,但色氨酸含量高(为玉米的 6~11 倍),因而尼克酸等同量较高(2~3 倍于玉米)。玉米中的尼克酸 60% 以上为结合型,不能被人体吸收利用,色氨酸含量也很少,因而尼克酸实际等同量很低。豆类和动物食物中不含结合型尼克酸,而且色氨酸含量很高。

用碱处理玉米后,可有大量游离尼克酸从结合型中释放,故易被机体利用。这就解释了印第安人用石灰水处理玉米的实际作用机制;另外,印第安人还食用其他食物(大豆、咖啡等),获得了足够的尼克酸,因此糙皮病很少见。

总之,以玉米为主食的偏食(膳食单调)人群一方面从玉米中获得的尼克酸很少,另一方面其他来源的尼克酸和色氨酸(动植物蛋白质等)供给不足,最终导致尼克酸(维生素 PP)缺乏而发生糙皮病。这样一来,玉米、蛋白质和维生素学说就统一起来了。

(注:本案例资料改编自钱宇平主编:《流行病学研究实例(第一卷)》,人民卫生出版社 1984 年版)

第八章　偏倚及其控制

第一节　选择性偏倚及其控制

案例一　入院率偏倚

第一幕

　　某课题组为了研究糖尿病与肺炎的关系,开展了一项病例对照研究。以所有入院的肺炎患者为病例组,并随机抽取 500 名社区非肺炎人群为对照组。

　　经调查,在一定时期内,某地糖尿病患者共发生肺炎 200 例,非糖尿病患者共发生肺炎 1000 例,500 名对照人群中有 45 名糖尿病患者。

　　假设糖尿病对肺炎患者的入院率无影响,即无论是否有糖尿病,肺炎患者的入院率均为 40%。因此,如果以所有入院的肺炎患者为病例组,相关资料可整理为如表 8-1 所示的形式。

表 8-1　　　　糖尿病对入院率不影响时的病例对照研究结果

糖尿病	肺炎患者	非肺炎患者	合计
有	80	45	125
无	400	455	855
合计	480	500	980

问题讨论 1

问题 1：请计算此时病例对照研究的 OR 值。

答：OR＝80/400÷45/455＝2.02。

第二幕

> 但是，在实际情况下，糖尿病会对肺炎患者的入院率有影响，有糖尿病的肺炎患者入院率为 80％，无糖尿病的肺炎患者入院率为 40％。因此，如果以所有入院的肺炎患者为病例组，则资料可整理成如表 8-2 所示的形式。
>
> 表 8-2　　　　　　糖尿病对入院率影响时的病例对照研究结果
>
> | 糖尿病 | 肺炎患者 | 非肺炎患者 | 合计 |
> | --- | --- | --- | --- |
> | 有 | 160 | 45 | 205 |
> | 无 | 400 | 455 | 855 |
> | 合计 | 560 | 500 | 1060 |

问题讨论 2

问题 2：请计算此时病例对照研究的 OR 值。

答：OR＝160/400÷45/455＝4.04。

问题 3：两种情况下的 OR 值是否相同？如果如果差异较大的话，是什么原因导致的？

答：两种情况下的 OR 值差异较大，主要原因是病例组来源于住院的患者，不是全体患者的随机样本，并不能代表全体的肺炎患者，从而出现了以上情况。这在流行病学上称为"入院率偏倚"。

问题4:如果病例组和对照组均来自于住院患者,是否也会发生上述现象?

答:当利用医院患者作为病例和对照时,由于对照是医院的某一部分患者,而不是全体目标人群的一个随机样本,又由于病例只是该医院或某些医院的特定病例,因为患者对医院及医院对患者双方都有选择性,所以作为病例组的病例也不是全体患者的随机样本,所以难免产生偏倚,特别是因为各种疾病的入院率不同导致病例组与对照组某些特征上的系统差异。

问题5:应如何控制这种现象的发生?

答:尽量采用随机方法选择研究对象,或在多个医院选择对象等,以减少偏倚程度。

案例二 检出征候偏倚

第一幕

　　某课题组为了研究口服雌激素与子宫内膜癌的关系,开展了一项病例对照研究。以患子宫内膜癌的 63 名患者为病例组,并随机抽取 63 名非子宫内膜癌的人群为对照组,二者具有可比性。经调查,病例组有口服雌激素史的为 56 人,对照组有口服雌激素史的为 30 人,如表 8-3 所示。

表 8-3　　　　　　校正前的病例对照研究结果

雌激素口服史	病例组	对照组	合计
有	56	30	86
无	7	33	40
合计	63	63	126

问题讨论 1

问题 1：请计算此时病例对照研究的 OR 值。

答：OR＝56/7÷30/33＝8.80。

第二幕

但是，无症状的早期子宫内膜癌患者服用雌激素后易出血而就诊，因此，为了排除这一因素的影响，研究者排除了 30 名因出血而就诊的子宫内膜癌患者。调查结果如表 8-4 所示。

表 8-4 　　　　　　校正后的病例对照研究结果

雌激素口服史	病例组	对照组	合计
有	25	30	55
无	7	33	40
合计	32	63	95

问题讨论 2

问题 2：请计算此时病例对照研究的 OR 值。

答：OR＝25/7÷30/33＝3.93。

问题 3：两种情况下的 OR 值是否相同？如果如果差异较大的话，是什么原因导致的？

答：两种情况下的 OR 值并不相同，而且差异较大。主要原因是患者因与致病无关的症状而就医，从而提高了早期病例的检出率，致使过高地估计了暴露程度，而产生的系统误差在流行病学中称为"检出症候偏倚"。

问题 4：这种现象会如何影响暴露与疾病的关联强度？

答：这种现象显然会影响暴露与疾病的关联强度，因为过高地估计了暴露程度，从而夸大了暴露与疾病的关联强度。

问题 5：应如何控制这种现象的发生？

答：如果延长收集病例的时间，使其超过由早期向中、晚期发生的时间，则检出病例中暴露者的比例会趋于正常。

案例三　无应答偏倚

第一幕

某课题组为了调查老年人孤独感的情况，进行了一次抽样调查，在调查过程中发现了一个奇特的现象：女性应答率为 90%，而男性应答率仅为 70%。

分析原因如下：男性有孤独感，更难以被社会接受，所以很多有孤独感的患者直接拒绝回答问题，导致调查得到的男性孤独感发生率显著低于女性。

问题讨论 1

问题 1：这是一种什么偏倚？

答：调查对象不合作或因种种原因不能或不愿意参加，由于这些人的身体素质、暴露状况、患病情况、嗜好等可能与应答者不同，所造成的偏倚为无应答偏倚。

问题 2:如何控制这类偏倚的发生?

答:应尽量选择依从性较好的人群作为调查对象,在设计调查问卷时应尽量避免出现敏感性问题。

案例四　志愿者偏倚

第一幕

　　某课题组为了研究体育锻炼与冠心病的关系,开展了一项队列研究。以经常参加规律体育活动的人群为暴露组,以不经常参加规律体育活动的人群为非暴露组。为了研究方便,暴露组均选择了志愿者作为样本人群。随访一段时间后,调查结果如表 8-5 所示。

表 8-5　　　　有志愿者参与的队列研究资料

体育锻炼情况	冠心病	非冠心病	合计
参加	25	975	1000
不参加	140	1860	2000
合计	165	2835	3000

问题讨论 1

问题 1:请计算此时队列研究的 RR 值。

答:RR＝25/1000÷140/2000＝0.36。

第二幕

另外一个课题组也进行了类似的研究,但是无论是暴露组还是对照组均未选择志愿者作为观察对象。随访一段时间后,调查结果如表 8-6 所示。

表 8-6   **无志愿者参与的队列研究资料**

体育锻炼情况	冠心病	非冠心病	合计
参加	60	940	1000
不参加	140	1860	2000
合计	200	2800	3000

问题讨论 2

问题 2:请计算此时队列研究的 RR 值。

答:RR＝60/1000÷140/2000＝0.86。

问题 3:两种情况下的 RR 值是否相同? 如果差异较大的话,是什么原因导致的?

答:两种情况下的 RR 值并不相同,而且差异较大。主要原因是志愿者一般比较关注自身的健康,所以往往更容易选择健康的生活方式。因此,如果选择志愿者作为观察对象的话,容易出现"志愿者偏倚"。

问题 4:这种现象会如何影响暴露与疾病的关联强度?

答:这种现象显然会影响到暴露与疾病的关联强度,例如,在本案例中就夸大了体育锻炼对冠心病发病风险的预防作用。

问题 5:应如何控制这种现象的发生?

答:尽量采用随机方法选择研究对象,避免直接选择志愿者作为观察对象。

案例五　失访偏倚

第一幕

某课题组为了研究体育锻炼与冠心病的关系,开展了一项队列研究。以经常参加规律体育活动的 1000 名社区居民为暴露组,以不经常参加规律体育活动的 2000 名社区居民为非暴露组。如果所有人均坚持完成了历时 5 年的随访的话,则调查结果如表 8-7 所示。

表 8-7　　　　　　　　无失访的情况下的队列研究资料

体育锻炼情况	冠心病	非冠心病	合计
参加	25	975	1000
不参加	140	1860	2000
合计	165	2835	3000

问题讨论 1

问题 1:请计算此时队列研究的 RR 值。

答:暴露组的发病率=25/1000=2.5%。

非暴露组的发病率=140/2000=7.0%。

RR=25/1000÷140/2000=0.36。

第二幕

> 如果在随访过程中,两组均有10%的人发生失访,而且失访者的特征及冠心病的发病率均差别不大,则调查结果如表8-8所示。
>
> 表8-8　　　　　第一种失访情况下的队列研究资料
>
> | 体育锻炼情况 | 冠心病 | 非冠心病 | 合计 |
> |---|---|---|---|
> | 参加 | 23 | 877 | 900 |
> | 不参加 | 136 | 1664 | 1800 |
> | 合计 | 149 | 2551 | 2700 |

问题讨论 2

问题2:请计算此时队列研究的 RR 值。

答:暴露组的发病率＝23/900＝2.6%。
　　非暴露组的发病率＝136/1800＝7.6%。
　　RR＝23/900÷136/1800＝0.34。

问题3:两种情况下的 RR 值是否相同? 如果没有差异的话,为什么?

答:两种情况下的 RR 值差别不大。这是因为两组失访率一样,而且失访者冠心病的发病率均为2%,从而导致两组冠心病的发病率变化幅度基本一致,因此失访对研究结果影响不大。

第三幕

如果在随访过程中,两组均有10%的人发生失访,但失访者的冠心病发病率不一样,暴露组高于非暴露组,则调查结果如表8-9所示。

表8-9　　　　　第二种失访情况下的队列研究资料

体育锻炼情况	冠心病	非冠心病	合计
参加	20	880	900
不参加	138	1662	1800
合计	155	2545	2700

问题讨论3

问题4:请计算此时队列研究的RR值。

答:暴露组的发病率=20/900=2.2%。
　　非暴露组的发病率=138/1800=7.7%。
　　RR=20/900÷138/1800==0.29。

问题5:两种情况下的RR值是否相同? 如果差异较大的话,是什么原因导致的?

答:两种情况下的RR值差异较大。因为两组失访率虽然一样,但是失访者的冠心病发病率不一样,暴露组为5%,高于非暴露组的1%,因此调查得到的暴露组的发病率降低,而非暴露组的发病率上升,最终得到的RR值降低了。

问题6:这种现象会如何影响暴露与疾病的关联强度?

答:会在一定程度上夸大体育锻炼对冠心病的保护作用。

第四幕

如果在随访过程中,两组均有 10% 的人发生失访,但失访者的冠心病发病率不一样,暴露组高于非暴露组,则调查结果如表 8-10 所示。

表 8-10   **第三种失访情况下的队列研究资料**

体育锻炼情况	冠心病	非冠心病	合计
参 加	24	876	900
不参加	110	1690	1800
合 计	134	2566	2700

问题讨论 4

问题 8:请计算此时队列研究的 RR 值。

答:暴露组的发病率=24/900=2.7%。

非暴露组的发病率=110/1800=6.1%。

RR=20/900÷138/1800==0.44。

问题 9:两种情况下的 RR 值是否相同? 如果差异较大的话,是什么原因导致的?

答:两种情况下的 RR 值差异较大。因为两组失访率虽然一样,但是失访者的冠心病发病率不一样,暴露组为 1%,低于非暴露组的 15%,因此调查得到的暴露组的发病率上升,而非暴露组的发病率降低,最终得到的 RR 值变大了。

问题 10:这种现象会如何影响暴露与疾病的关联强度?

答:会在一定程度上弱化体育锻炼对冠心病的保护作用。

问题11：应如何控制这种现象的发生？

答：对于失访偏倚，可供选择的补救办法有两种：①查询失访者是否已经死亡及其死亡原因，如失访者与未失访者所患疾病的死亡率相同，则可推测他们之间的发病率可能也相近。②比较失访者和未失访者基线调查时获得的某些特征的资料，两者的基线特征越相似，则出现不同疾病发病率的可能性越小。应该注意的是，上述两种方法只是对失访者和未失访者间发病率差异的一种推测，而不是测量。控制失访偏倚的最好方法还是尽可能地减少失访。

对失访偏倚的预防，主要靠尽可能地提高研究对象的依从性，在研究现场和研究对象的选择中就要考虑此问题。如果失访率达到20%以上，则研究的真实性值得怀疑。

案例六　奈曼偏倚

第一幕

某课题组为了研究血胆固醇水平与冠心病的关系，开展了一项队列研究。以血胆固醇不低于75 mmol/L的500名社区居民为暴露组，以血胆固醇低于75 mmol/L的2000名社区居民为非暴露组，调查结果如表8-11所示。

表 8-11　　　血胆固醇水平与冠心病关系的队列研究资料

血胆固醇水平	冠心病	非冠心病	合计
≥75 mmol/L	100	400	500
<75 mmol/L	120	1880	2000
合计	220	2280	2500

问题讨论 1

问题1：请利用统计学的知识，分析血胆固醇水平与冠心病是否有关联。

答:$\chi^2=16.728$,$p>0.05$,差异有统计学意义,说明血胆固醇水平与冠心病有统计学关联。

问题2:请计算血胆固醇水平的 RR 值。

答:RR=100/500÷120/2000=3.33。

第二幕

另一课题组为了研究血胆固醇水平与冠心病的关系,开展了一项病例对照研究。病例组为 200 名确诊的冠心病患者,另外选择 200 名非冠心病但可比的社区居民为对照组,调查结果如表 8-12 所示。

表 8-12　　　血胆固醇水平与冠心病关系的病例对照研究资料

血胆固醇水平	病例组	对照组	合计
≥75 mmol/L	44	40	84
<75 mmol/L	156	160	316
合计	200	200	400

问题讨论 2

问题3:请利用统计学的知识,分析血胆固醇水平与冠心病是否有关联。

答:$\chi^2=0.241$,$p<0.05$,差异无统计学意义,说明血胆固醇水平与冠心病无统计学关联。

问题4:请计算血胆固醇水平的 OR 值。

答:OR=44/156÷40/160=1.13。

第三幕

队列研究分析结果显示,血胆固醇水平与冠心病的发病率呈显著正相关,RR＝3.33。病例对照研究分析结果显示,血胆固醇水平与冠心病的发病率不相关,OR＝1.13。

课题组详细分析了此结果出现的原因,发现在进行病例对照研究时,无论是病例组还是对照组,均是以新发或现患病例为对象的。冠心病患者在患病后,有意调整了自己的饮食结构,导致了血胆固醇水平的下降,而课题组收集的血胆固醇水平的资料来自于调查时的现场检测。在得知问题发生的原因后,课题组优化了资料收集的方法,以观察对象以往体检时的资料为依据,获取了血胆固醇水平资料。真实资料如表8-13所示。

检验结果显示,$\chi^2＝8.071, p＜0.05$,差异有统计学意义。血胆固醇水平与冠心病发病率呈显著正相关,OR＝1.93,与队列研究结果基本一致。

表 8-13　　　血胆固醇水平与冠心病关系的病例对照研究资料

血胆固醇水平	病例组	对照组	合计
≥75 mmol/L	65	40	105
<75 mmol/L	135	160	295
合计	200	200	400

问题讨论 3

问题5:上述案例反映了流行病学研究中的何种偏倚?

答:上述案例反映了流行病学研究中的奈曼偏倚。调查对象选自现患病例,可能导致得到的很多信息只与存活有关,而未必与该病的发病有关,从而使研究者高估了某些暴露因素的作用。另一种情况是,某病的幸存者改变了生活习惯,从而降低了某个危险因素的水平。

问题6：应如何控制这种偏倚？

答：明确规定纳入标准为新发病例，或有可能的话做队列研究，同时将暴露程度、暴露时间和暴露结局联系起来做结论，可减少偏倚程度。

第二节　信息偏倚及其控制

案例一　回忆偏倚

某课题组为了研究口服避孕药与心肌梗死的关系，开展了一项病例对照研究。以患心肌梗死的 63 名患者为病例组，并随机抽取了 178 名非心肌梗死者为对照组，二者具有可比性。经调查，病例组有口服避孕药史的为 45 人，对照组有口服避孕药史的为 20 人，如表 8-14 所示。

表 8-14　　　　　　　　　校正前的病例对照研究结果

避孕药口服史	病例组	对照组	合计
有	45	20	65
无	108	158	266
合计	153	178	331

第一幕

问题1：请计算此时病例对照研究的 OR 值。

答：OR＝55/108÷20/158＝4.02。

第二幕

> 但是,在调查过程中发现,病例组在回忆暴露情况时有夸大的成分,而对照组恰好相反,从而导致研究结果不可靠。为了保证资料的真实性,调查人员采取了一定的措施,最终获得了真实的资料,如表8-15所示。

表 8-15　　　　　　　校正前的病例对照研究结果

避孕药口服史	病例组	对照组	合计
有	38	30	68
无	115	148	263
合计	153	178	331

问题讨论 2

问题 2：请计算此时病例对照研究的 OR 值。

答：OR＝38/115÷30/148＝1.63。

问题 3：两种情况下的 OR 值是否相同？ 如果差异较大的话,是什么原因导致的?

答：两种情况下的 RR 值差异较大,因为病例组在回忆暴露情况时有夸大的成分,而对照组恰好相反,即发生了回忆偏倚,从而导致研究结果不可靠。

问题 4：这种现象会如何影响暴露与疾病的关联强度?

答：这种现象会夸大暴露与疾病的关联强度。

问题5：应如何控制这种现象的发生？

答：选择不易为人们所忘记的重要指标做调查，并重视问卷的提问方式和调查技术，可有助于减少回忆偏倚。

案例二　报告偏倚

第一幕

某课题组为了研究工人职业接触联苯胺与膀胱癌的关系，开展了一项病例对照研究。以患膀胱癌的 60 名患者为病例组，并随机抽取了 200 名非膀胱癌者为对照组，二者具有可比性。

经调查，病例组有联苯胺接触史的为 45 人，对照组有联苯胺接触史的为 20 人，如表 8-16 所示。

表 8-16　　　　　　　病例对照研究初步资料

联苯胺接触史	病例组	对照组	合计
接触	24	6	30
未接触	36	194	230
合计	60	200	260

问题讨论 1

问题 1：请计算此时病例对照研究的 OR 值。

答：$OR = 24/36 \div 6/194 = 21.56$。

第二幕

> 但是,由于联苯胺所致的膀胱癌是我国法定的职业病,患者享受一定的权益,因此患者在调查过程中可能会有故意谎报接触史的现象,从而导致研究结果不可靠。为了保证资料的真实性,调查人员亲自去其原来工作的单位调查,最终获得了真实的资料,如表8-17所示。

表 8-17　　　　　　　　　　　病例对照研究真实资料

联苯胺接触史	病例组	对照组	合计
接触	12	6	18
未接触	48	194	242
合计	60	200	260

问题讨论 2

问题2:请计算此时病例对照研究的 OR 值。

> 答:OR＝12/48÷6/194＝8.08。

问题3:两种情况下的 OR 值是否相同? 如果差异较大的话,是什么原因导致的?

> 答:两种情况下的 RR 值差异较大,因为联苯胺所致的膀胱癌是我国法定的职业病,患者享受一定的权益,因此患者在调查过程中可能会有故意谎报接触史的现象,从而导致研究结果不可靠,即发生了报告偏倚。

问题4:这种现象会如何影响暴露与疾病的关联强度?

> 答:这种现象会夸大暴露与疾病的关联强度。

问题5:应如何控制这种现象的发生?

答:尽量通过多种途径获得暴露资料,例如本案例中为了保证资料的真实性,调查人员亲自去其原来工作的单位调查,最终获得了真实的资料。

第三节 混杂偏倚及其控制

案例一 饮酒能否引起肺癌

第一幕

某课题组开展了一项针对吸烟、饮酒与肺癌关系的病例对照研究,调查结果如表8-18和表8-19所示。

表 8-18 吸烟与肺癌关系的病例对照研究资料

是否吸烟	病例	对照	合计
吸烟	24	16	40
不吸烟	6	54	60
合计	30	70	100

表 8-19 饮酒与肺癌关系的病例对照研究资料

是否饮酒	病例	对照	合计
饮酒	20	30	50
不饮酒	10	40	50
合计	30	70	100

问题讨论 1

问题 1：请计算吸烟的 OR 值。

答：OR＝24/6÷16/54＝13.5。

问题 2：请计算饮酒的 OR 值。

答：OR＝20/10÷30/40＝2.67。

问题 3：你认为饮酒能导致肺癌吗？如果不能的话，你认为为何会出现以上分析结果？

答：根据现有的医学知识，饮酒并不能导致肺癌。之所以会出现这种结果，可能是因为研究过程中出现了偏倚。

第二幕

为了探讨导致这一问题的根源，课题组在分析饮酒因素时按是否吸烟分别进行了分析，结果如表 8-20 所示。分析结果显示，无论是吸烟组还是非吸烟组，饮酒的 OR 值均为 1，说明饮酒与肺癌没有关系。

表 8-20　　　　　　　按吸烟分层的饮酒与肺癌的关系

分组	吸烟		不吸烟	
	饮酒	不饮酒	饮酒	不饮酒
病例	18	6	2	4
对照	12	4	18	36
合计	30	10	20	40

问题讨论 2

问题 4：上述案例反映了流行病学研究的何种偏倚？

答：上述案例反映了流行病学研究的混杂偏倚。当研究某个因素与某种疾病的关联时，由于某个既与疾病有制约关系，又与所研究的暴露因素有联系的外来因素的影响，掩盖或夸大了所研究的暴露因素与疾病的联系，这种现象或影响称为"混杂"或"混杂偏倚"。

问题 5：请结合本案例，分析这种偏倚的发生需满足哪些基本条件。

答：混杂因子一定是疾病的一个影响因素，又与所研究的因素有联系，它在暴露组与对照组中的分布是不均衡的。

问题 6：应采取哪些措施来控制这种偏倚？

答：在研究设计阶段可对研究对象作某种限制（如某一年龄层、某性别），以便获得同质的研究样本；在对照选择中可采用匹配的办法，以保证两组在一些重要变量上的可比性。在资料分析阶段，首先应根据混杂的判断标准来判断混杂存在的可能性，比较分层调整前后的大小，以估计混杂作用的大小。有关混杂偏倚的处理一般可采用分层分析、标准化或多因素分析的方法。

第九章　群体性不明原因疾病的调查

案例一　桑毛虫皮炎事件

第一幕

　　1972 年夏,上海市郊东南角的公社、工厂以及郊县的医院、诊所突然挤满了皮炎就诊患者,主要症状和体征是突发的皮疹(以丘疹为主),奇痒难忍,无痛感。皮疹主要出现在体表暴露部位,单薄内衣掩盖部位也会出现,但脸部一般没有。患者无发热症状,皮疹大多于 3～4 天内逐渐消退,个别历时较长。针对皮疹的常规治疗方法(包括抗组胺制剂)均无效果。

　　此次流行于 7 月初开始有散发病例,7 月下旬至 8 月上旬出现流行高峰,之后病例较少,但在 9 月下旬和 10 月间又出现了一个流行余波,历时 3 个月。流行波及地区的人口约 200 万,受累人数预计不低于 50 万。皮炎使患者感到奇痒,影响正常的日常生活。患者绝大多数是工人和农民,外来商船进吴淞口的次日即有海员患上此病。

　　为此,卫生部门特别成立了"皮炎调查小组",包括内科医生、皮肤科医生、寄生虫学专家、昆虫学专家和流行病学专家,一共 16 人。

问题讨论 1

　　问题 1:如何开展疾病调查? 在门诊仔细询问每位患者的病史是不是有效的途径?

第二幕

> 调查组选择了浦东地区的一个造船厂为调查点,随机抽取了 1212 人,皮炎总总罹患率为 49.0%,其中男性占 51.0%,女性占 43.4%。

问题讨论 2

问题 2:这个造船厂的工人皮炎罹患率很高,除此之外,还有哪些有用的信息可推动调查工作的进一步开展?

第三幕

> 在调查中,最引起调查人员注意的是电焊和气割工人的皮炎罹患率和其他工种工人的差别。样本人群中电焊气割男性工人 86 人,患皮炎者 29 人,其他工种男性工人 806 人,患皮炎者 426 人;电焊气割女性工人 38 人,患皮炎者 9 人,其他工种女工人 282 人,患皮炎者 130 人。在调查中,最引起调查人员注意的是电焊和气割工人的皮炎罹患率和其他工种的差别。

问题讨论 3

问题 3:请对此调查资料进行分析,并对分析结果进行解释。
问题 4:你认为有必要到电焊、气割的工作现场观察吗?
问题 5:此次暴发的疾病可能是通过什么途径流行的?

第四幕

> 为了验证以上假设,该研究拟对风力大小与皮炎的关系进行分析。

问题讨论 4

问题 6:你认为应如何选择调查地点? 如何进行分析?

第五幕

选择南市区四新里委某居民楼 1 楼和 3 楼的居民进行调查,其中 1 楼风小,3 楼风大;同时,选择风大的浦东大道上 81 路公共汽车以及风小的市中心区 23 路电车驾驶员和售票员进行调查,调查结果如表 9-1 和表 9-2 所示。

表 9-1　　　　　　　南市区四新里委某居民楼居民皮炎罹患情况

地点	患者	非患者	合计
1 楼	1	40	41
3 楼	13	27	40
合计	14	67	81

表 9-2　　　　　　　不同类型车辆司售人员皮炎罹患情况

地点	患者	非患者	合计
81 路汽车	22	12	34
23 路电车	17	50	67
合计	39	62	101

选择浦东沪东新村居民以及浦西共青路 40 号的居民进行调查,两居民点风力大小相近,皮炎罹患情况如表 9-3 所示。

表 9-3　　　　　　　风力大小相近的两居民点皮炎罹患情况

地点	患者	非患者	合计
浦东沪东新村	83	103	186
浦西共青路 40 号	44	61	105
合计	127	164	291

问题讨论 5

问题 7：请对此调查资料进行分析，并对分析结果进行解释。

第六幕

调查组又继续进行调查，结果如下：

南汇县滨海的果园公社风很大，但在随机调查的 131 名果农中，皮炎罹患率仅为 20.6％；在距离海较远的周浦公社，调查组调查了相近的两个大队横塘和塘东，风的大小相近，皮炎罹患率分别为 62.9％ 和 24.5％。详细情况如表9-4 所示。

表 9-4　　　　南汇县不同公社果农的皮炎罹患情况

地点	患者	非患者	合计
果园公社	27	104	131
横塘果园	73	43	116
塘东果园	24	74	98

川沙县凌桥公社高聚滨大队风力大小相近的两个生产队的皮炎罹患情况如表 9-5 所示。

表 9-5　　　　川沙县凌桥公社两个生产队的皮炎罹患情况

地点	患者	非患者	合计
一队	57	50	107
二队	45	86	131
合计	102	136	238

问题讨论 6

问题 8：对表 9-4 和表 9-5 的资料进行分析，请再作一个结论，并与前面的结论比较，看二者是否相同。为什么会出现这样的结果？

第七幕

至此,此次皮炎的致病因子的传播途径已经确定,但其病原体却尚待进一步确定。什么是此次皮炎的致病原呢? 我们必须从生态学的角度去考虑。"接触性皮炎"的概念很宽泛,很多因素都有可能导致该病的发生,不过很多可能的因素可以被排除掉。

起初有很多猜想,有人认为某工厂冒出的废气与皮炎有关,于是选择了位于该工厂下风口的高桥南塘大队以及位于工厂下风口的中兴镇进行调查,调查结果如表9-6所示。

表9-6　　　　　某化工厂周围地区居民皮炎罹患情况

地点	患者	非患者	合计
高桥南塘大队	116	183	299
中兴镇	52	85	137
合计	168	268	438

问题讨论 6

问题 9:试对表 9-6 进行分析。

问题 10:又有人怀疑皮炎由植物的花粉茸毛所引起,该如何排除这一因素?

第八幕

从临床上看,不能排除皮炎是由昆虫叮咬或刺激所引起的,对此,人们做了较多的考虑。在皮炎流行区,没有发现那些能叮咬或刺激皮肤的昆虫,如臭虫、跳蚤、蚊子、蠓的大发生。

问题讨论 8

问题 11:虽然没有上述昆虫的大发生,但这些昆虫也是存在的。你如何从另外的角度排除这些昆虫是此次皮炎流行的可能病因?

第九幕

> 人们也检查了相当数量的床席上的螨虫，发现他们并不咬人，在实验室条件下也不能使人产生皮炎。而且螨虫的有无与用席人是否罹患皮炎也不相一致。
>
> 由于很早就知道不少种类的蛾子及幼虫能导致皮炎，因此人们重点研究了这一可能性。人们调查了一些众所周知的能导致人类皮炎的蛾类，如刺蛾、苔蛾和其他几种毒蛾，除桑毒蛾外，其他都被排除掉了。排除理由有两个：一是它们引起的皮炎症状不同，二是它们在上海并不常见。
>
> 因此，人们继续调查了嫌疑最大的桑毒蛾。根据调查，1972 年是桑毒蛾的大发生年，在调查的 25 个居民点中，大多数树木都有桑毒蛾的幼虫桑毛虫寄生。

问题讨论 9

问题 12a：树上的桑毛虫如何引起地面上的人发生皮炎呢？

问题 12b：由文献复习可知，瘙痒性皮疹可以由特定类型的毛虫的细毛刺激皮肤所致。而桑毛虫有好几种细毛，是其中某种特定的细毛引起的皮炎吗？该如何验证这一问题？

问题 12c：还需要证明此次流行的皮炎为桑毛虫毒毛所致。你认为如果这一论断成立，哪些标准能在现场得到验证？

第十幕

> 进一步调查的结果如下：
>
> 调查组调查了上海市精神病防治医院医护人员与患者的皮炎患病率，如表 9-7 所示，请对其进行分析。

表 9-7　　　　　　　医护人员和患者皮炎罹患情况

地点	皮炎患者	非皮炎患者	合计
医护人员	158	273	431
患者	44	360	404
合计	202	633	835

此外,调查组在 10 个居民点调查了每个住宅附近半径 10 米内有无桑毛虫寄生的树木和住宅内有无皮炎患者,分析比较了他们患皮炎的危险性。调查结果显示,10 米内有虫树的住宅居民与 10 米内无虫树的住宅居民相比,其合并相对危险度为 2.186。

问题讨论 10

问题 13:形成本次皮炎流行的因素是什么?什么是此次皮炎流行的必需病因?什么是本次皮炎流行的促成病因?

问题 14:如何预防皮炎再次暴发流行?

问题 15:从本次皮炎调查中,你学到了哪些有关病因调查的原则和方法?

问题 16:就此问题的处理,请描述临床医生、流行病学专家、林业管理部门相关人员的职责。

(注:本案例资料改编自徐望红主编:《流行病学案例分析》,复旦大学出版社 2015 年版)

第十章 突发公共卫生事件调查

案例 一起肠炎暴发事件

第一部分 背景

1979 年 11 月 1 日早晨,科威特某医学代表团中的一位流行病学专家发生了急性腹部痉挛性疼痛和腹泻,随后代表团中的其他成员也出现了类似症状。当天晚上,这位专家回到 M 镇后开始了调查。

第一幕

> 这位流行病学家为了更好地了解疾病的临床特征,对科威特医学代表团中的几位患者进行了访谈。在访谈的基础上,他很快设计了一份调查问卷,并对 112 名代表团成员进行了调查。
>
> 经过调查,发现了 66 例患者,其中 2 例在出发前已发病,64 例在 10 月 31 日下午或晚上出现症状。

问题讨论 1

问题 1:要判定这是否为一起疾病流行,你需要得到哪些信息?

问题 2:如果由你负责设计该问卷调查表,你将收集哪些信息? 并将这些信息分类。

问题 3:可否称此为"流行"? 或称此为"暴发"? 请解释。

第二幕

该科威特医学代表团由 112 名成员组成,乘汽车从科威特到麦加。10 月 30 日所有成员在 M 镇过夜,31 日凌晨赶到 A 村,8 点钟在那里吃早餐,喝了加牛奶和不加牛奶的茶,牛奶是在早餐前临时用沸水冲奶粉制成的,早餐后从事相关活动。下午 2 时,所有代表团成员共进午餐,吃一种典型的科威特午餐,由米饭、肉和西红柿酱三种食物组成,大多数人都吃了上述三种食物。午餐于 10 月 30 日在 M 镇准备,10 月 31 日凌晨由小货车送到 A 村。10 月 31 日傍晚时,代表团成员回到 M 镇。

调查总共发现了 66 例胃肠炎患者。所有病例是急性发病,主要症状为腹泻、腹痛、恶心、呕吐,少数有频繁便血,无发热症状。所有患者在 12~24 小时内恢复正常,约 20% 的患者就诊。调查人员没有采集大便标本进行检查。

问题讨论 2

问题 4:请给出初步的病例定义。

问题 5:哪些临床和流行病学信息有助于确定病原体?

问题 6:在胃肠疾病暴发的各种诊断中,需要考虑的有哪几大类疾病?

第二部分　午餐与发病调查

第三幕

调查者确认,64 例病例的发病与 10 月 31 日下午 2 时在 A 村所吃的午餐有关。15 位代表没有吃午餐,且没有 1 例发病。流行病学专家把调查资料整理为一览表(见表 10-1),一览表描述的是调查者收集的一些信息,但不包括 10 月 31 日前发病的 2 个病例和未吃午餐的 15 名成员。

问题讨论 3

问题 7:统计吃午餐者和未吃午餐者的罹患率,你能得出什么结论?

问题 8:什么是一览表?一览表的作用是什么?

问题 9:利用表 10-1 的资料,请计算临床症状的发生频率,并绘制症状分布图。

问题 10:利用表 10-1 的资料绘制流行曲线,并解释流行曲线的作用。

问题 11:是否有病例发病时间不一致? 怎样解释?

问题 12:通过修改你已画的图表(见问题 10)来阐明潜伏期的分布。

问题 13:确定或计算潜伏期的最短值、最长值、平均值、中位值、众数、全距和标准差,图中的时间间隔是否合适?

问题 14:症状和潜伏期信息如何帮助你缩小各种鉴别诊断范围?

问题 15a:参照表 10-1,用何研究方法可以确定可疑危险食物? 请分析计算。

问题 15b:这些计算是否有助于确定午餐中哪种食物可能与这次暴发有关?

问题 16:简述需要做哪些进一步的调查。列出一种或多种可能导致可疑食物污染的因素。

表 10-1　　1979 年 10 月 31 日在 A 村吃午餐的科威特医学代表团的有关情况

编号	年龄	性别	发病		食物种类			症状体征					
			日期	时间	米饭	肉类	番茄酱	腹泻	腹痛	便血	恶心	呕吐	发热
31	36	男	10.31	5p. m.	√	√	√	D	C	BS			
77	28	男	10.31	5p. m.	√	√		D	C				
81	33	男	10.31	10p. m.	√		√	D	C				
86	29	男	10.31	10p. m.	√			D	C				
15	38	男	10.31	10p. m.		√		D		BS	N		
17	48	男	10.31	10p. m.	√			D	C				
18	35	男	10.31	10p. m.	√			D	C				
35	30	男	10.31	11p. m.	√	√	√	D	C				
88	27	男	10.31	11p. m.	√			D	C				
76	29	男	10.31	11p. m.	√	√		D	C	BS			
71	50	男	10.31	12p. m.	√	√	√	D					
1	39	女	11.1	1a. m.	√		√	D	C			V	
27	36	男	11.1	1a. m.	√		√	D	C		N		
28	44	男	11.1	1a. m.	√	√	√	D	C				
29	48	男	11.1	1a. m.	√			D	C	BS			
30	35	男	11.1	2a. m.	√		√	D	C				
50	29	男	11.1	2a. m.	√	√	√	D	C				

续表

编号	年龄	性别	发病		食物种类			症状体征					
			日期	时间	米饭	肉类	番茄酱	腹泻	腹痛	便血	恶心	呕吐	发热
59	51	男	11.1	2a.m.	√	√	√	D	C				
67	40	男	11.1	2a.m.	√	√		D					
72	58	男	11.1	2a.m.	√	√	√	D	C				
73	28	男	11.1	3a.m.	√	√	√	D	C				
60	31	男	11.1	3a.m.	√	√	√	D	C				
61	38	男	11.1	3a.m.	√	√	√	D		BS			
51	32	男	11.1	3a.m.	√	√	√	D	C			V	
52	37	男	11.1	3a.m.	√	√		D					
58	30	男	11.1	3a.m.	√	√	√	D	C				
22	35	男	11.1	3a.m.	√	√		D	C				
25	30	男	11.1	3a.m.	√	√		D	C				
32	50	男	11.1	3a.m.	√	√	√	D	C				
57	25	男	健康		√	√	√						
62	50	男	健康		√								
38	26	男	11.1	3a.m.	√	√	√	D	C				
79	29	男	11.1	3a.m.	√	√	√	D	C				
80	28	男	11.1	3a.m.	√	√	√	D	C				
37	30	男	11.1	4a.m.	√	√	√	D					
65	34	男	11.1	4a.m.	√	√		D		BS			
66	45	男	11.1	4a.m.	√	√		D	C				
87	41	男	11.1	4a.m.	√	√	√	D	C				
89	43	男	11.1	4a.m.	√	√	√	D	C				
90	43	男	11.1	4a.m.	√	√	√	D	C				
91	38	男	11.1	4a.m.	√	√	√	D	C				
92	37	男	11.1	4a.m.	√	√	√	D	C				
70	31	男	11.1	5a.m.	√	√	√	D	C				

续表

编号	年龄	性别	发病		食物种类			症状体征					
			日期	时间	米饭	肉类	番茄酱	腹泻	腹痛	便血	恶心	呕吐	发热
2	34	女	11.1	5a. m.	√	√	√	D	C				
21	38	男	11.1	5a. m.	√	√	√	D	C				
40	38	男	11.1	5a. m.	√	√	√	D					
78	27	男	11.1	5a. m.	√	√	√	D	C				
82	39	男	11.1	5a. m.	√	√	√	D	C				
83	40	男	11.1	5a. m.	√	√	√	D	C				
84	34	男	11.1	5a. m.	√	√		D	C				
14	52	男	11.1	6a. m.	√	√	√	D					
16	40	男	11.1	6a. m.	√	√	√	D		BS			
93	30	男	11.1	6a. m.	√	√	√	D	C				
94	39	男	11.1	6a. m.	√	√	√	D	C				
33	55	男	11.1	7a. m.	√	√	√	D	C				
34	28	男	11.1	7a. m.	√	√	√	D	C				
85	38	男	11.1	7a. m.	√	√		D	C				
43	38	男	11.1	9a. m.	√	√		D	C				
69	30	男	11.1	9a. m.	√	√	√	D	C				
4	30	女	11.1	10a. m.	√			D	C				
5	45	女	11.1	10a. m.		√			C				
63	44	男	健康		√								
64	47	男	健康		√		√						
12	22	女	11.1	2p. m.	√	√	√		C				
3	29	女	11.1	1p. m.	√	√		D	C				
74	44	男	11.1	2p. m.	√	√	√	D					
75	45	男	11.1	5p. m.	√	√	√	D		BS			
95	40	男	11.1	11p. m.	√	√	√	D	C				
6	38	女	健康		√	√							

续表

编号	年龄	性别	发病		食物种类			症 状 体 征					
			日期	时间	米饭	肉类	番茄酱	腹泻	腹痛	便血	恶心	呕吐	发热
7	52	女	健康		√	√	√						
8	35	女	健康		√		√						
9	27	女	健康		√	√	√						
10	40	女	健康		√	√	√						
11	40	女	健康		√	√	√						
13	50	男	健康		√	√	√						
19	38	男	健康		√	√	√						
20	38	男	健康		√	√	√						
23	29	男	健康		√	√	√						
24	27	男	健康		√	√	√						
26	47	男	健康			√	√						
36	60	男	健康		√								
39	27	男	健康		√	√	√						
41	30	男	健康		√	√	√						
42	38	男	健康		√	√	√						
44	50	男	健康		√	√	√						
45	27	男	健康		√	√	√						
46	31	男	健康		√	√	√						
47	46	男	健康		√	√	√						
48	38	男	健康		√	√	√						
49	36	男	健康		√		√						
53	36	男	健康		√	√	√						
54	27	男	健康		√	√	√						
55	40	男	健康		√	√	√						
68	31	男	健康		√	√	√						
56	30	男	健康		√	√	√						

第三部分　对食品污染来源的调查

第四幕

　　10月31日下午2时,在A村的午餐是前一天晚上10时在M镇准备的,有米饭、油炸羊排和西红柿酱。煮好的米饭盛放在两个大罐内,羊排放在顶部,西红柿酱则放在第三个罐内。这些装有食物的罐子用金属盖盖好,放于厨房附近一个敞开着的地方,罐子放在岩石之间,应该没有被任何人接触过。31日早晨,用汽车将这些罐子送到A村,下午2时从汽车内取出供应代表团。A村那天中午的温度有35℃。这些食物从准备到食用未经冷藏。

　　对准备午餐的厨师和所有其他成员进行了重点调查,调查其在准备午餐前或当时有无任何疾病。所有被调查的人员均否认自己及其他准备午餐的人员有任何疾病。没有采集任何标本进行实验室检测。

　　以下为逐字引用调查这次暴发的流行病学专家的报告:

　　"这些临床症状提示可能为产气荚膜杆菌感染。该菌可在所食食物和患者的大便中检测到。然而,在暴发点没有进行实验室诊断。所有进行的调查完全是根据流行病学基础。从流行病学分析获得的潜伏期和其他的数据提示产气荚膜杆菌是致病因子。该微生物广泛分布于自然界中,特别是土壤和尘埃中,因此有很多机会污染食物。熟肉食物在适宜的缺氧环境中慢慢地冷却时,在煮炊过程中未被杀死或其后来自尘埃的孢子可以生长,并在数小时内产生大量的繁殖体。事实上,在M镇缺少卫生烹调设施,食物通常在有尘埃且通风的地方准备,提供了产气荚膜杆菌污染的理想条件。

　　微生物的类型,经常被污染食物的种类,传播的方式,以及吃过与未吃羊排人群的罹患率差异,提示羊排可能为这次暴发的传染源。

　　结论:在A村出现的急性胃肠炎是一次流行。这是一次共同来源的暴发,传染源为在A村午餐中被污染的肉制品。潜伏期约13小时。疾病以痉挛性腹痛和腹泻为主要表现,无发热。这次暴发的致病因子最可能是产气荚膜杆菌"。

问题讨论 4

问题 17：通过这次暴发调查，你建议采取什么控制措施？

问题 18：处理这次暴发是否重要？

（注：本案例资料改编自中国疾病预防控制中心的现场流行病学培训资料）

第十一章　医学文献评价

通常情况下,科学文献的结构基本上是一致的,主要包括题目、摘要、关键词及报告主体。报告主体又可分为以下几个方面:研究背景、目的,材料与方法(研究对象与方法),研究结果,讨论或者结论,参考文献。一份完整的科学文献的评价报告应当针对上述几方面的内容展开。

本章课程的主要目的就是了解和学习应用一种基于流行病学原则的评价体系,对科学文献的质量进行评估。

一、研究目的、假设和意义

问题1:文献的主题是否突出?

问题2:是否阐述了问题的重要性?

问题3:该问题目前国内外的进展情况如何?

问题4:本课题是否为当前重大的公共卫生(医学)问题?

二、研究设计

(一)研究的设计类型

研究的设计类型包括病例报告、现况调查、队列研究、病例对照研究、实验性研究或者临床研究等。

问题5:本次研究是一项什么类型的研究?

(二)资料的来源和方法

问题6:研究对象是否有代表性? 是否对暴露因素和研究结局进行了严格的界定? 暴露组与非暴露组在重要的研究因素方面是否可比? 对参加者可能承担的风险是否已作了说明,并征得了参加者的同意?

(三)研究对象的选择

问题7:如何收集暴露信息? 是否考虑到偏倚和误差? 是否采取了特殊的

步骤以保证所需信息测量资料的可靠性、完整性？

问题8：是否有资料整理的内容？资料整理是如何进行的？

问题9：病例的诊断标准是否明确？有何测量指标？这些指标是否有明确的定义？测量方法是否标准化（调查表、测量仪器和试剂等）？资料收集是否完整？是否采用了盲法？测量指标的种类或分类是否恰当？如果采用抽样方法，则下述几个方面是否阐述清楚？抽样范围的描述及确定，抽样范围的完整性，抽样方法，样本大小的确定等情况如何？

三、调查结果与分析

问题10：调查论点是否明确？论据是否充分？推论是否合理？

问题11：研究的结论能否外推到其他人群？

问题12：是否论及了该研究结果的局限性及可能的偏倚和混杂？

问题13：是否考虑到研究结果还有其他解释？

问题14：是否考虑到资料不全和混杂因素对结论的影响？

问题15：样本量是否足够？

四、分析所用的统计方法和解释的准确性

问题16：列出的数据在不同的表格和图之间是否有相互不符合的地方？

问题17：表格中所列的数据是否有错？不同的表格数字是否相符？缺项资料是否作了说明？

问题18：病例和非病例在重要因素上的差异是否进行了标准化？

问题19：是否用统计方法进行了检验？检验方法是否恰当？解释是否准确？

五、怎样进一步改进此类研究

问题20：如需要进一步改进此类研究，可从哪里着手进行？

夜间睡眠时间与女性乳腺癌发病风险的前瞻性队列研究

一、研究背景

我国每年乳腺癌新发病例约27.3万，占女性恶性肿瘤发病的第一位，且发病率逐年上升，对我国女性的健康和生命产生了严重威胁。研究表明，除了年

龄因素外,超重肥胖、吸烟、饮酒等生活方式与乳腺癌的发病风险存在一定的关联性。而作为人群生活方式重要指标之一的夜间睡眠,其时间长短可能与一系列健康效应相关,如高血压、冠心病等,其中也包括乳腺癌。但目前关于睡眠时间与乳腺癌发病的流行病学研究尚未达成一致性的结论,且多针对西方人群,对中国女性中两者关系的研究,尤其是前瞻性队列研究相对较少,仍需进一步的证据累积。因此,本研究基于中国唐山市开滦集团前瞻性动态队列中的女性人群,探索了我国女性睡眠时间与乳腺癌发病风险的相关性。

二、材料与方法

1. 研究对象和基线调查

从 2006 年 5 月 1 日起,河北省开滦集团为其在职及离退休员工开展了福利性健康体检活动,每 2 年为 1 个周期,由此建立了一项前瞻性动态队列(开滦队列)。每次体检内容包括问卷调查(基本社会人口学信息、饮食和生活习惯、睡眠习惯、疾病既往史和家族史、工作环境等)、基本体检项目、血液指标检测以及影像学检查。截至 2011 年 12 月 31 日,共组织体检 3 次,有 137366 名职工参与了健康体检。本研究对象的纳入标准为:女性,基线问卷调查时年龄不低于 18 岁,睡眠时间等信息无缺失,进入队列前无恶性肿瘤史,签署知情同意书。最终纳入 24692 名女性进行分析研究。

2. 随访和质量控制

本研究采取主动随访和被动随访相结合的方法,所有研究对象每 2 年进行 1 次健康体检,以了解恶性肿瘤的发病情况,同时为避免病例遗漏,每年进行 1 次被动随访,将开滦集团医疗保险系统、唐山市医疗保险系统以及开滦总医院的信息系统提供的数据作为补充。对随访过程中的新发病例,调查人员到其诊治医院进行病历和病史核查予以确定。调查问卷由经过培训的人员双轨录入,并进行逻辑校对。采用世界卫生组织国际癌症研究署(IARC/WHO)提供的 Can Reg 4 软件对癌症新发病例进行录入及逻辑核查,按照《国际疾病分类(第10 版)》(ICD-10)进行肿瘤病例的分类。

3. 自变量分类和结局变量定义

根据基线调查时研究对象填写的夜间睡眠时间数据结构,并结合相关文献对其进行分类,分为睡眠偏短组(≤6 h/d)、参比组(7 h/d)和睡眠偏长组(≥8 h/d)组。体质指数(BMI)采用体检者的体质量、身高计算,以世界卫生组织推荐的 BMI 测量标准为依据,低于 18.5 kg/m² 为低体质量,18.5~25 kg/m² 为正常,25~30 kg/m² 为超重,超过 30 kg/m² 为肥胖。队列中女性乳腺癌的发病(ICD-10 为 C50)作为结局变量。

4. 统计学方法

采用 SAS 9.3 对数据进行整理和统计学分析。研究中对计数资料的比较采用 χ^2 检验。队列中人年数采用精确法进行计算，进入队列的时间为首次接受体检的时间，出队列时间为发生乳腺癌的时间、死亡时间或随访截止时间（2011年 12 月 31 日）。采用多因素 Cox 比例风险回归模型分析夜间睡眠时间与女性乳腺癌发病的风险比（HR）及其 95% 可信区间（95%CI），调整的变量包括年龄、受教育程度、BMI、饮酒情况和饮茶情况。以条件指数为指标，判断调整变量间的共线性，条件指数低于 30 则认为不存在显著共线性。趋势检验是将夜间睡眠时间作为连续性变量纳入模型中进行检验，得到的 p 值即为趋势性检验的 p 值。检验水准采用双侧 $\alpha=0.05$，$p<0.05$ 为差异有统计学意义。

三、研究结果

1. 队列一般情况

截止 2011 年 12 月 31 日，最终纳入本研究的有 24692 名女性，共随访 108029.22 人年，平均随访时间为 4.38 年。研究人群平均年龄为（47.46±11.94）岁，不低于 50 岁者的比例为 44.58%。67.3% 的女性夜间睡眠时间不低于 8 h；夜间睡眠时间不超过 6 h 的占 18.93%，且多集中于年龄不低于 40 岁的女性中（89.97%）。夜间睡眠时间不同，打鼾情况差异也有统计学意义（$\chi^2=$ 1811.18，$p<0.001$），且较之睡眠时间较长的女性（3210/13 406），睡眠时间偏少的女性中打鼾现象更常见（2215/2457）。

2. 夜间睡眠时间与女性乳腺癌发病间的关系

截止 2011 年 12 月 31 日，在符合纳入标准的女性中共收集新发乳腺癌病例 107 例，其中参比组 16 例，睡眠时间偏短组 23 例，偏长组 68 例。Cox 比例风险模型单因素分析提示，夜间睡眠偏短（HR＝0.99，95%CI＝0.52～1.87）或偏长（HR＝0.84，95%CI＝0.49～1.45）与乳腺癌发病风险并无统计学关联，$p=$ 0.45。多因素模型（条件指数为 28.35，未提示各自变量间有显著共线性）分析也显示夜间睡眠时间偏短（HR＝0.82，95%CI＝0.43～1.56）或偏长（HR＝0.94，95%CI＝0.54～1.64）与女性乳腺癌的发病无统计学关联，$p=0.64$。进一步以年龄（小于 50 岁和不小于 50 岁）、是否打鼾和 BMI 等级（小于 25 kg/m² 和不小于 25 kg/m²）进行分层分析，结果与其相似，但在 BMI 小于 25 kg/m² 的女性中，随着睡眠时间增加，患乳腺癌的风险有降低趋势，$p=0.049$。

3. 敏感性分析

排除了进入队列 1 年内发病的乳腺癌病例 23 例后，行 Cox 比例风险模型单因素和多因素分析（条件系数为 28.37，未提示各自变量间有显著共线性），结

果提示夜间睡眠时间偏短（单因素 HR＝0.72,95％CI＝0.36～1.46;多因素
HR＝0.62,95％CI＝0.31～1.27）或偏长（单因素 HR＝0.70,95％CI＝0.39～
1.23;多因素 HR＝0.77,95％CI＝0.43～1.38）与女性乳腺癌的发病不存在统
计学关联（单因素分析 p＝0.67,多因素分析 p＝0.62）,分层亚组分析结果与其
相似,均未提示有显著性关联。

四、讨论

夜晚睡眠时间与乳腺癌发病间的生物学机理至今尚未完全清楚,目前研究
提示褪黑激素（MT）在其中起着关键的作用,MT 主要在夜晚分泌,对光线强度
较为敏感,夜晚光暴露会降低 MT 的分泌。其可通过直接调节人体雌激素分泌
及与 ERa 信号通路相互作用而下调雌激素水平,同时也具备提高免疫功能和抗
氧化的特性,从而抑制乳腺癌的发生。夜间睡眠不足会降低 MT 分泌水平,可
能会对乳腺癌的发生有所影响。

针对睡眠时间与乳腺癌发病风险的人群流行病学研究始于 2005 年,虽然
早期的研究表明夜间睡眠时间过长或过短可增加女性罹患乳腺癌的风险,但之
后一些更大样本量和长随访时间的队列研究显示,两者间关联性较弱或并无统
计学关联。有研究选取了 7 项睡眠时间偏短与乳腺癌发病风险关联的研究进
行分析,虽然 7 项研究对睡眠时间偏短的定义有所差别,其中有 1 项定义为不
超过 4 h,2 项定义为不超过 5 h,3 项定义为不超过 6 h,1 项未做明确描述,但荟
萃分析最终也未发现两者间存在统计学关联。睡眠时间偏长的定义以不低于
9 h/d 为多,但国外现有的 6 篇研究中,仅一篇提示睡眠时间充足为乳腺癌的保
护性因素,其他研究均表示两者间并无显著的统计学关联,总体结果与本研究
结论相似。其中美国护士队列研究最为典型,其以 11 万 50～79 岁的女性为对
象进行随访,多因素分析发现与夜间睡眠 7 h 者相比,睡眠时间偏短（≤6 h:
HR＝0.94,95％CI＝0.87～1.00）或偏长（8 h:HR＝0.99,95％CI＝0.92～
1.06;≥9 h:HR＝1.03,95％CI＝0.90～1.18）与乳腺癌的发生并无统计学关
联,这与本研究的结果较为一致。

目前,针对睡眠时间与我国女性乳腺癌发病风险间的研究较少,且均为病
例对照研究。其中一项研究结果表明,与睡眠 6～9 h 的女性相比,睡眠时间偏
短（≤6 h/d）与偏长（≥9 h/d）均与乳腺癌的发生有相关作用,OR 值分别为
1.53(1.10～2.12)和 1.59(1.17～2.17)。而另外两篇病例对照研究则提示了
相比于与睡眠时间小于 6 h/d,充足的睡眠（＞8 h/d）对女性乳腺癌的发病有一
定的保护作用,OR 值分别为 0.54(0.31～0.92)和 0.24(0.08～0.76)。但各研
究之间结论的差异可能与人群的异质性、研究的设计等因素相关。此 3 项研究

的对象分别居住于广东省和浙江省,属我国南方居民,本研究的对象则为华北地区的唐山市居民,人群间异质性较大;且病例对照的设计方式对因果关系的证明力度远不如队列研究,故其结论有待进一步探讨验证。本研究立足于大样本社区人群(纳入 24692 名女性),采用前瞻性动态队列设计,探讨了夜间睡眠时间长短与女性乳腺癌发病的风险性关联,为夜间睡眠时间与我国女性乳腺癌发病风险间的关系提供了进一步的证明。

　　本研究所得到的阴性结果一方面提示夜间睡眠时间与女性乳腺癌发病间的关联性有待进一步的验证。另一方面仍需注意,本次前瞻性研究也存在一定的局限性,首先是随访时间较短,平均随访时间为 4.38 年,乳腺癌发病例数仍需进一步累积;此外缺少对女性工作种类和倒班状况等信息的采集,导致难以开展更为具体的亚组分析;同时睡眠时间有待细化分类,如对"实际睡眠时间"与"在床上时间"分类分析。关于睡眠时间长短与中国女性乳腺癌发病风险的研究证据仍需进一步的探索和验证。

　　(注:本案例资料改编自杨文静,冯小双,王刚.夜间睡眠时间与女性乳腺癌发病风险的前瞻性队列研究[J].中华肿瘤防治杂志,2016,14.)

部分章节参考答案

第九章　群体性不明原因疾病的调查

案例一　桑毛虫皮炎事件

阅读背景材料,可将疾病的流行特点总结为:

时间:1972年7月～9月下旬。

地点:上海郊县及市区。

人群:以农民、工人为主,波及地区的人口约200万,受累人数预计不低于50万。

症状:奇痒,皮肤丘疹,发病有一定部位——两臂、胸背、腹、大腿。

流行形式:暴发。

流行过程(草图略)

危害:影响日常生活,外来船员也感染。

问题1:如何开展疾病调查? 在门诊仔细询问每位患者的病史是不是有效的途径?

答:一开始,调查组的确先收集了患者的详细病史,但很快发现不能解决问题,因此决定开展现场调查。

调查组选择了浦东地区一个造船厂为调查点,随机抽取了1212人,皮炎总总罹患率为49.0%,其中男性为51.0%,女性为43.4%。

问题2:这个造船厂的工人皮炎罹患率很高,除此之外,还有哪些有用的信息可推动调查工作的进一步开展?

答:这个造船厂的工人皮炎罹患率很高,除此之外,这个工厂工人的人员构成明了,组织性、纪律性好,有利于开展抽样调查及之后的随访工作。另外,男性与女性工人皮炎的罹患率不同,提示需要将性别作为可能的影响因素进行分析。

问题3:请对此调查资料进行分析,并对分析结果进行解释。

答:造船厂不同性别工人的皮炎罹患情况如下表所示,对其进行卡方检验:

$$\chi^2 = \frac{(ad-bc)^2 \times N}{(a+b)(b+d)(a+c)(c+d)} = 5.403$$

$p<0.05$,说明不同性别的工人皮炎罹患率也不同,差异有统计学意义。

性别	皮炎患者	非皮炎患者	合计
男性工人	455	437	892
女性工人	139	181	320
合计	594	618	1212

造船厂各工种男工人的皮炎罹患情况如下表所示,对其进行卡方检验:

$$\chi^2 = \frac{(ad-bc)^2 \times N}{(a+b)(b+d)(a+c)(c+d)} = 11.38$$

$p<0.05$,说明电焊、气割男工人的皮炎罹患率与其他工种工人有显著性差异,前者低于后者。

工种	皮炎患者	非皮炎患者	合计
其他工种男工人	426	380	806
电焊、气割男工人	29	57	86
合计	455	437	892

造船厂各工种女工人的皮炎罹患情况如下表所示,对其进行卡方检验:

$$\chi^2 = \frac{(ad-bc)^2 \times N}{(a+b)(b+d)(a+c)(c+d)} = 6.85$$

$p<0.05$,说明电焊、气割女工人的皮炎罹患率与其他工种工人有显著性差异,前者低于后者。

造船厂各工种性别分布情况如下表所示,对其进行卡方检验:

$$\chi^2 = \frac{(ad-bc)^2 \times N}{(a+b)(b+d)(a+c)(c+d)} = 1.279$$

$p=0.258>0.05$,说明造船厂各工种在性别方面的差异无统计学意义。

性别	电焊气割工人	其他工种工人	合计
男性	86	806	892
女性	38	282	320
合计	124	1088	1212

综上所述,造船厂各工种在性别上具有可比性,可排除性别成为混杂因素的可能性,提示工种可能是影响皮炎发病的原因之一。

问题4:你认为有必要到电焊、气割的工作现场观察吗?

答:有必要。需要了解电焊、气割工人与其他工种工人的不同之处在哪里,也许从这里可以找到解决问题的突破口。

问题5:此次暴发的疾病可能是通过什么途径流行的?

答:疾病的传播途径包括空气、水、节肢动物、接触等。调查组从电焊、气割工人与其他工种工人的差异中得到了启发:工作服质地厚,对全身皮肤的保护较好,皮炎罹患率相对较低;反之,衣服防护不好的话,皮肤暴露多,皮炎罹患率则较高。初步认为皮炎的病原体是从空气中直接接触皮肤引起的,而不是通过其他传播途径流行的。

问题6:你认为应如何选择调查地点?如何进行分析?

答:为了验证这个假设,调查小组选择在市区及川沙、南汇、上海等县的部分地区一些风力不同的调查点,探讨了风力和皮炎罹患率的关系。皮炎罹患率用随机抽样的样本人群的罹患率来表示。

调查组的部分调查数据如下:

1. 风力不同的居民点皮炎罹患情况

在南市区四新里委一个几乎无风的小弄里,检验的69人均未发现有皮炎患者。在附近一所工人住的楼房中,住在1楼风小的41人中,仅发现1人患皮炎,而住在风大的三楼的40人中,发现有13人患皮炎。

根据上述资料,进行卡方检验。

$$\chi^2 = \frac{(ad-bc)^2 \times N}{(a+b)(b+d)(a+c)(c+d)} = 12.80$$

$p < 0.05$,即风力大小不同的居民点皮炎罹患率也不同,差异有统计学意义,风力大者皮炎罹患率也越高。

研究者接着调查了行驶在风大的浦东大道上81路公共汽车的驾驶员和售票员34人,发现有皮炎患者22人,罹患率为64.7%;而行驶在风小的市中心区的 23 路电车驾驶员和售票员 67 人,皮炎患者仅 17 人,罹患率为 25.4%。

根据上述资料,进行卡方检验。

$$\chi^2 = \frac{(ad-bc)^2 \times N}{(a+b)(b+d)(a+c)(c+d)} = 14.72$$

$p < 0.05$,即风力大小不同,皮炎罹患率也不同,差异有统计学意义,风力大者皮炎罹患率也越高。

2. 风力大小相近的居民点皮炎罹患情况

调查小组对浦东沪东新村居民以及浦西共青路 40 号的居民进行了调查,两居民点风力大小相近。前者居民 186 人中有皮炎患者 83 人,罹患率 44.6%;后者居民 105 人中皮炎患者有 44 人,罹患率 41.9%。

根据上述资料,进行卡方检验。

$$\chi^2 = \frac{(ad-bc)^2 \times N}{(a+b)(b+d)(a+c)(c+d)} = 0.20$$

$p > 0.05$,说明风力大小相近者皮炎罹患率无统计学差异。

问题 11:虽然没有上述昆虫的大发生,但这些昆虫也是存在的。你如何从另外的角度排除这些昆虫是此次皮炎流行的可能病因?

答:昆虫的危害与风的大小无关或关系不大。

刺蛾俗称"痒辣子",是一种能致皮炎的毛虫。它一接触皮肤就产生剧痛,症状与这次流行不同。同时,昆虫学者告知,上海该年的刺蛾的数量较上年的少,而上一年没有皮炎流行,故不能认为刺蛾是这次皮炎流行的因素。

苔蛾的幼虫接触皮肤后也能造成皮炎,但其主要症状是痛,也与本次流行症状不符合。且苔蛾幼虫仅生长在有苔生长的阴湿面,其分布比较局限。虫情观察也未发现该年比上一年有显著的增加,故可否定。

然后,人们继续调查嫌疑最大的桑毒蛾。

调查组发现,在毒蛾科的 *Euproctis* 属中,有桑毒蛾、茶毒蛾等,它们的幼虫均有使人发生皮炎的毒毛,且其皮炎的症状与本次流行中所见一致。1972 年是桑毛虫的大发年,在有皮炎的 25 个居民点里,均有桑毛虫寄生的树。

问题 12a:树上的桑毛虫如何引起地面上的人发生皮炎呢?

问题 12b:由文献复习可知,瘙痒性的皮疹可以由特定类型的毛虫的细毛刺激皮肤所致。而桑毛虫有好几种细毛,是其中某种特定的细毛引起了皮炎吗?该如何验证这一问题?

答:可通过实验研究来确认。调查组的 16 人在自己身上进行了多次试验,他们把桑毛虫的细毛放在上臂和前臂的屈侧上,有的不擦,有的轻擦皮肤,结果都出现了程度不等的皮炎反应,最快的立即发生痒感,多数在数分钟至数小时内出现丘疹,少数在 12 h 后才出现丘疹,个别人出现风团或疱疹,共同的感觉是奇痒难忍,但无痛感。

重复多次试验结果大致相同,而上述症状与这次在现场调查的皮炎病例的症状一致。至此,调查组基本找到了皮炎的病因,即其病原体是桑毛虫的细毛。

问题 12c:还需要证明流行的皮炎为桑毛虫细毛所致。你认为如果这一论断成立,哪些标准能在现场得到验证?

答:根据表 8-7 的数据计算:$\chi^2 = 75.50$,$p < 0.05$。

上海市精神病防治院的病房周围有桑毛虫寄生的树很多,因为医务人员经常走动,所以罹患率较高,而患者不得任意外出,活动受到限制,与桑毛虫接触的机会少,故罹患率低。

确立病原体的标准为:

(1)在发生皮炎的居民点及其周围附近的树上能找到桑毛虫(1972 年是桑毛虫的大发年,在有皮炎的 25 个居民点里,均有桑毛虫寄生的树)。

(2)凡是没有发生皮炎流行的居民点及其周围附近的树上,没有和很少有桑毛虫寄生(南市四新里委一个几乎无风的小弄里检验了 69 人,未发现皮炎患者。调查发现这个小弄及其附近没有一棵树,当然也无桑毛虫寄生)。

(3)在有皮炎流行的居民点里,屋旁 10 m 内有桑毛虫寄生树的居民比没有桑毛虫寄生树的居民患皮炎的相对危险性较大(调查组在 10 个居民点调查了每个住宅附近 10 m 内周围有无桑毛虫树和住宅内有无皮炎患者,分析比较了他们患皮炎的危险性。结果发现:10 m 内有虫树的住宅居民与 10 m 内无虫树的住宅居民相比,其合并相对危险度为 2.186)。

(4)在皮炎流行过程中,在时间上病例数的增多与桑毛虫幼虫的大量出现一致(1972 年 7 月下旬至 8 月上旬,皮炎病例特别多,而且桑毛虫的大龄幼虫也很多。到了 8 月下旬大龄幼虫极少见,病例也很快减少,到了 9 月中旬又见有中龄幼虫,9 月下旬至 10 月间,大龄幼虫的比例增高很快,这时病例也随之增多,形成一个余波。所以桑毛虫皮炎病例成批出现的时间与桑毛虫大龄幼虫大量出现的时间是一致的)。

(5)采取灭虫措施的地方桑毛虫皮炎的罹患率较低。灭虫措施与皮炎罹患率的关系在调查中也很分明,市区行道树及园林中的树上亦有桑毛虫寄生,但因灭虫措施实施较好,故市区内仅有少数散发病例。在前面的分析中,南汇县果园公社灭虫防治措施实施比较好,故罹患率较低(20.6%),而周浦横塘大队的果园灭虫防治措施实施较差,罹患率就较高(62.9%),而且后者所在地的风力比前者小。

(6)在患皮炎的皮疹上可能找到桑毛虫毒毛,人们从现场新发生的皮疹上,以及从皮炎患者反复搔抓皮疹后的指甲垢内找到了毒毛。在川沙县、宝山县的两个果园中,看到摘果工人32人在摘果后不久即有22人发生皮炎,并在其中6人的皮疹中找到了毒毛。人们检查了61名已经发生皮炎的患者指甲垢,有4人检出毒毛。同时,在果树下放置涂有黏胶的玻片,也检得了毒毛。

从检查获得的临床、实验各项证据,可以肯定这次流行的皮炎是桑毛虫毒毛所引起的,故定名为"桑毛虫皮炎"。

问题13:形成本次皮炎流行的因素是什么?什么是此次皮炎流行的必需病因?什么是本次皮炎的流行的促成病因?

答:所有上述事实从逻辑上支持桑毛虫毒毛与此次人群皮炎的因果关系。然而,毒毛本身不可能在这么短的时间里导致这么大数量的患者,肯定还有其他条件的存在,导致这次皮炎的大流行。因为此次的皮炎不是传染病,要形成流行,应具备以下三个条件:

(1)流行区内桑毛虫幼虫细毛数量巨大,而且同时从多处分散出来。

(2)大量的桑毛虫毒毛必须在短时间内通过有效的途径,有机会接触大量人群。

(3)潜在的受害者必需处于容易被桑毛虫细毛袭击的环境中。

按此三个条件进行检查,结果如下:

在上海市郊,1972年在各种毛虫中独有桑毛虫大发生。根据复旦大学生物系的资料,1972年6~9月桑毛虫成蛾的收集数比去年同期高23倍,桑毛虫成蛾较别种蛾多数倍至数十倍。皮炎流行的上海郊县,到处都是桑毛虫幼虫严重寄生的树木,每个桑毛虫成熟幼虫身上的毒毛多至200万根以上。所以,在1972年的皮炎流行区内,桑毛虫毒毛的数量多到无法估计。

1972年流行期间的气象条件非常有利于桑毛虫毒毛的散播。在皮炎流行高峰期(7月27日至8月8日),上海市连续处在台风边缘,风速5~6 m/s或以上。桑毛虫幼虫的毒毛在大风中最易脱落,并被带到较远的地方。悬挂在居民住宅窗口以及放在床席上的胶纸黏集到了桑毛虫的毒毛。在流行期间,没有下过大雨,天气干旱,这样的气候条件有助于空气传播的毒毛和人群皮肤接触。而且,在皮炎流行高峰时期,天气炎热,人们穿着短袖衫以及短裤,面料薄,体表暴露面积大。晾出去的内衣和尿布等也很容易黏附随风扩散的桑毛虫毒毛。这一点也解释了为什么有的皮炎正好发生在内衣或尿布遮盖的位置上。而电焊和气割工人由于穿着厚重的保护服,患皮炎人数也就相应少很多。

以上分析表明,此次皮炎的流行是必需病因(桑毛虫毒毛的存在)与辅助因素(即促成病因大风和夏季皮肤暴露在外)共同作用的结果。

问题14:如何预防皮炎再次暴发流行?

答:严格监控桑毛虫虫情,并根据监测结果做好灭虫工作。

问题15:从本次皮炎调查中,你学到了哪些有关病因调查的原则和方法?

答:病因调查的基本思路及步骤可总结为:揭示现象、形成假设和检验假设。

(1)揭示现象:即揭示流行或分布的现象。

(2)形成假设:即根据流行或分布的规律,形成病因假设。疾病出现暴发流行时,不能只局限于在医院调查患者的情况,而是要走向社区,调查患者与非患者,发现差异,从而提出病因假设。

(3)检验假设:即收集相关的数据,对所提出的病因假设进行检验。应围绕提出的病因假设进行调查分析,收集相关的证据,证据越多,所下结论越有说服力。如果没有相应的证据,也可尝试合理的逻辑推断。

问题16:就此问题的处理,请描述临床医生、流行病学专家、林业管理部门相关人员的职责。

答:临床医生的职责是治疗患者,同时,临床医生可根据临床经验对可能的病因提供建议,对其予以支持或排除。

流行病学专家的职责是现场调查,探索疾病流行的病因。流行病学专家也需要其他专业人员的知识。在皮炎病因的调查中,临床医生、昆虫学家等专业人员都提供了很多帮助。

林业管理部门相关人员的职责是在皮炎病因确定为桑毛虫毒毛后,加强灭虫措施。同时,在以后的工作中要特别注意虫情的监测,以防止皮炎再次暴发流行。

第十章　突发公共卫生事件调查

案例　一起肠炎暴发事件

问题讨论 1

问题 1：要判定这是否为一次疾病流行，你需要得到哪些信息？

答：(1)需要明确病例数是否超过期望数。

　　(2)需要知道基线率。

问题 2：如果由你负责设计该问卷调查表，你将收集哪些信息？并将这些信息分类。

　　答：(1)识别信息：姓名、地址、电话号码、应答者(自己、父母、配偶)。

(2)人口学信息：出生日期或年龄、性别、职业。

(3)临床信息：症状/体征、严重程度或转归(住院、死亡)、发病时间、病程、医疗护理资料(如果需要与医生接触，要了解其姓名、电话号码)、既往疾病、用药(尤其抗生素、制酸剂)等病史。

(4)流行病学(尤其是危险因素)信息(暴露和接触)，包括：

①聚餐吃的内容、多少、时间。

②聚餐前后(但在发病前)的饮食情况。

③可能参加的其他活动(除本次聚餐外)。

④与患者的接触史(如家庭有无其他患者)。

⑤可能暴露于该病例的接触者。

⑥在食物准备、处理中担当的角色。

(5)实验室检验：非特异、特异。

(6)记录者/调查者信息。

问题 3：可否称此为"流行"？或称此为"暴发"？请解释。

答：是的。流行是指在一个地方(或人群)在一定的时间里发生的病例数超过被研究人群所期望的发病数，即超过预期水平的情况。该案例中，除 2 例在到达目的地前发病外，110 名成员在到达目的地前无胃肠炎症状和体征，但这次旅行途中有 64 例(58％)出现了症状和体征，明显高于大多数人群中的期望值或胃肠炎罹患率。最近调查的胃肠炎罹患率约为 5‰，与人群基本一致（出现症状的为 2/112）。

如果得不到基线率而不能确定暴发是否存在时，可以调查来自同一国家的其他团队的腹泻发生率。事实上，58‰的罹患率应是一次流行，除非有其他解释。

"暴发"和"流行"被大多数流行病学家交替使用。他们有时候倾向于使用"暴发"一词，特别是面对媒体和公众时，因为"暴发"没有"流行"那样可怕。"聚集性"是指在一个局限的地方和时间内发生的一组病例，"聚集性"在数量上可以高于或不高于期望数。

问题讨论 2

问题 4：请给出初步的病例定义。

答：(1)制定病例定义的目的是建立一套标准，确定一个人是否患有正在调查研究的疾病。

(2)制定病例定义的要求：临床标准，人、时、地的限定，相对特异的灵敏度，简明，实用，目的明确。最好采用简单和客观的方法，例如发热、肺炎 X 线片、脑脊液的白细胞含量、腹泻次数、血便或皮疹等。

(3)病例定义一般包含四项内容：临床和(或)实验室信息、患病者的特征、地点或位置的信息、具体时间。依据所观察症状的频率和可能的病原体，可不断使病例定义更确切。

(4)对照把握度将病例诊断标准分为三类，以某小学的麻疹暴发为例：

①确诊病例：一般指有实验室诊断依据的病例，如 2001 年 4 月 1～30 日，某小学中发烧并有皮疹，血清麻疹 IgM 抗体阳性的学生。

②可能病例：一般指符合临床诊断标准的病例，如 2001 年 4 月 1～30 日，某小学发烧并有皮疹的学生。

③可疑病例：一般指可能是该疾病的病例，如 2001 年 4 月 1～30 日，某小学发烧的学生。

(5)总的原则：在调查过程中要尽量采用病例定义来确定病例。一般早期调查应使用"宽松"的标准，以保证不漏掉病例。在病因研究阶段应使用"严格"的标准，排除非病例。

(6)本事件初步的病例定义：

临床信息：急性腹痛和(或)腹泻。

时间信息：发生于 1979 年 10 月 31 日中午后至 11 月 2 日前。

地点/人群：在去麦加途中的科威特医学代表团成员。

注:10 月 31 日午餐与发病有关,因此该起暴发的病例定义可为:科威特医学代表团中,于 10 月 31 日下午 2 时在 A 村吃过午餐的,于 1979 年 11 月 2 日前出现腹痛和(或)腹泻者。然而,在考虑暴发原因还未指向这次午餐时,有可能过早地将病例定义局限于吃午餐人员。

问题 5:哪些临床和流行病学信息有助于确定病原体?

答:潜伏期、症状及其严重性、季节性、地理位置、病原微生物致病特点等信息有助于确定病原体。

问题 6:在胃肠疾病暴发的各种诊断中,需要考虑的有哪几大类疾病?

答:需要考虑感染性和非感染性两大类疾病,其中前者包括细菌、病毒、寄生虫性疾病,后者包括中毒、过敏等。

1.感染性疾病

(1)细菌和细菌毒素性疾病:蜡样芽孢杆菌*、副溶血弧菌、空肠弯曲菌、小肠结肠炎耶尔森氏菌、肉毒梭状芽孢杆菌(初期症状)、产气荚膜杆菌*、大肠杆菌*、O_1 群霍乱、非 O_1 群霍乱、非伤寒沙门氏菌、伤寒沙门氏菌、志贺氏菌、金黄色葡萄球菌。

(2)病毒性疾病:诺瓦克病毒、轮状病毒*。

(3)寄生虫性疾病:隐孢子虫病、溶组织阿米巴、蓝氏贾第鞭毛虫。

2.非感染性疾病

(1)中毒:重金属(特别是钙、铜、锡、锌)、毒蘑菇、鱼(鲭亚目鱼等)和贝类、药物、杀虫剂。

(2)其他:过敏等。

*所注病原因子大多数具有以下暴发特征:①急性发病;②下消化道症状和体征;③无发热;④有一定的就医比例;⑤未见胃肠外(皮肤、神经系统)的表现。

然而,目前的证据还不能明确是哪种病原因子。

问题讨论 3

问题 7:统计吃午餐者和未吃午餐者的罹患率,你能得出什么结论?

答:112 名代表团成员,减去不吃午餐的 15 名人员,减去之前的 2 名病员,共有 95 名成员有发病危险,吃午餐者中有 64 人发病,不吃午餐者中没有人发病。

吃午餐者的罹患率:64/95＝67%。

不吃午餐者的罹患率:0/15＝0%。

可见,午餐明显与疾病相关。

问题 8:什么是一览表? 一览表的作用是什么?

答:一览表是一种含有调查对象信息的表格,看起来像电子数据表,具有行和列。每一行描述一个病例的信息,每一列代表一个变量,如名字(或首字母缩写或身份证号码)、电话、年龄、发病日期或其他重要的识别信息、详细临床资料(如实验室依据、流行因素的描述)、暴露/潜在危险因素。一览表可以手工制作或由计算机数据库产生。

一份好的一览表其重要性怎么估价也不过分,尤其是在调查初期,调查工作还未完成之前。一览表罗列了截至某一日期已经发现的可能病例和确诊病例,通过它我们可以很快地知道哪些病例已经接受了调查,哪些还没有。一览表是一种展示关键要素信息的有效方法,调查小组的所有成员都可进行查阅。一览表也是检查关键要素信息的有效方法——通过纵向浏览可查看有共性的应答、极端值、缺项等。即使在计算机时代,许多在现场的流行病学家仍然使用书面一览表,记录姓名和少量关键变量。

问题 9:利用表 1 的资料,请计算临床症状的发生频率,并绘制症状分布图。

表 1　　　　A 村肠炎暴发案例各种临床症状和体征的分布($n=64$)

症状或体征	病例数	百分比/%
腹泻	62	96.9
腹痛	52	81.3
腹泻＋腹痛	50	78.1
便血	8	12.5
腹泻＋便血	8	12.5
腹泻＋腹痛＋便血	3	4.7
恶心	2	3.1
呕吐	2	3.1
发热	0	0

腹泻几乎发生于所有的病例中,其中 2 例除外。78.1％的患者既有腹泻又有腹痛。便血者有 8 例(12.5％)。4 例(6.3％)出现上消化道症状,无体温升高。

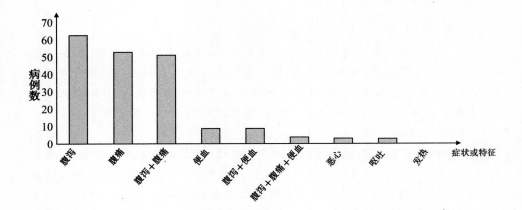

图 1A　病例临床症状和体征的分布图

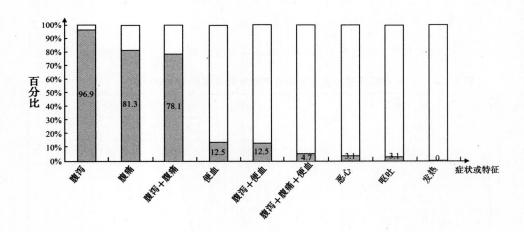

图 1B　病例临床症状和体征的分布图

问题 10：利用表 10-1 的资料绘制流行曲线，并解释流行曲线的作用。

答：（1）流行曲线是流行病学家的基本工具，因为它能提供丰富的信息，如：

①流行曲线能简单、一目了然地显示不同时间的流行强度。在图上可发现一些潜在关联的事件。

②流行曲线的形状可以提供人群中传播类型的线索，如是点源暴露、间歇暴露还是持续暴露，但应注意横轴上的间隔变化可能改变曲线的形状。

③流行曲线可显示流行过程是处于上升阶段、下降阶段还是流行已结束。

这一信息是预测下一时间段发生病例多少的基础。

④流行曲线可以用于评价干预措施是否有效,如卫生部门发现某一事件花了多长时间,采取措施需要多长时间,措施见效需多长时间等。

(2)同源暴发,曲线宽度由潜伏期、感染量和宿主易感性决定。

(3)常常少数病例不符合流行曲线主体,这种例外作为特殊病例或其他特别情况很重要。

(4)拇指规则:当潜伏期已知时,横轴上最大的时间间隔不应超过潜伏期的1/4~1/3。

时间分布摘要(见图2):

(1)病例发生在10月31日下午5时至11月1日夜里11时,共约31 h。

(2)有53例病例(82.8%)发生在10月31日夜里10时至11月1日上午7时的10 h内。

(3)高峰期(12例)发生在11月1日凌晨3点。

(4)发病中位数为11月1日凌晨3时30分。

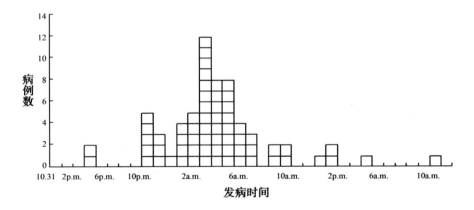

图2　肠炎病例发病时间分布(按小时)

问题11:是否有病例发病时间不一致? 怎样解释?

答:1.有2例患者(31和77号)在10月31日下午5时发病,可能的解释为:

(1)与暴发不相关的病例。

(2)较早摄入食物,如厨师。

(3)是潜伏期短的病例,摄入食物多,或易感性强。

(4)发病时间不对。

2.有2个病例(75和95号)发病迟于11月1日,可能的解释为:

(1)病例与暴发不相关。

(2)摄入食物时间较迟。

(3)续发病例。

(4)发病时间不准确。

(5)潜伏期长,进食数量少,抵抗力强。

问题 12:修改你已画的图表(见问题 10)来阐明潜伏期的分布。

答:因为所有午餐参加者在下午 2 时吃饭,发病时间和潜伏期分布相同,因此潜伏期分布图仅需调整图 1 横轴上的时间即可,如图 3 所示。

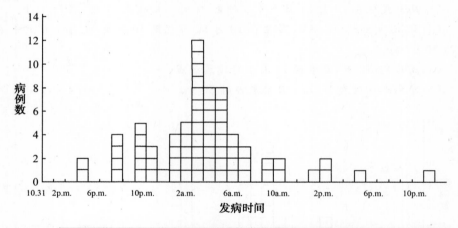

图 3 肠炎病例潜伏期分布(按小时)

问题 13:确定或计算潜伏期的最短值、最长值、平均值、中位值、众数、全距和标准差,图中的时间间隔是否合适?

答:最短潜伏期:3 h。

最长潜伏期:33 h。

平均值:14 h。

中位数:13.5 h。

全距:最长潜伏期−最短潜伏期=30 h。

标准差:5 h

注:潜伏期(虽然不是临床特征)提示产气荚膜梭状芽孢杆菌、沙门氏菌、副溶血弧菌和蜡样芽孢杆菌比较符合。该潜伏期对于肠毒类型大肠杆菌和非 O_1

群霍乱弧菌短了些,但与葡萄球菌肠毒素、重金属、化学药物和大多数鱼类、贝壳类和蘑菇类毒素相比,潜伏期太长。有上消化道症状(如恶心和呕吐)的疾病,以及化学、金属引起的中毒通常潜伏期较短,而以下消化道症状(如腹泻)为主的疾病具有较长的潜伏期。

问题14:症状和潜伏期信息如何帮助人们缩小各种鉴别诊断的范围?

答:临床特征中明显缺乏肌痛、不适、寒战、发热,比较符合下消化道毒素引起的中毒,而不是侵袭性病原体引起的感染。由于无皮肤病学和神经病学的症状,并结合潜伏期(中位数值13.5 h和平均值14 h),因此由重金属、有机和无机化学药品和由鱼类、贝类、蘑菇类引起中毒的可能性较小。潜伏期和临床特征有助于将范围缩小到蜡样芽孢杆菌、产气荚膜杆菌,而溶血弧菌、非 O_1 群霍乱弧菌和大肠杆菌引起的中毒可能性较小。

问题15a:参照表10-1,用何研究方法可以确定可疑危险食物?请分析计算。

答:对于这种资料,较为合适的分析方法是回顾性队列分析,因为几乎得到了全部研究人群的信息,可以计算率。作为一般原则,如果能计算率,就应该做队列分析。可使用回顾性队列分析的方法,计算每种食物的发病专率(食物别罹患率):

(1)画出食物别罹患率列表(见下面的四格表)。

(2)在暴露组中寻找高罹患率(危险)食物,在非暴露组中寻找低罹患率食物。

①可以计算每种食物食用者与未食用者的罹患率比值(相对危险度)。

②可以用计算比值的差值(归因危险度)来代替,这是对暴露(食物)与疾病间关联的测量,这样就可以找出比值或差异大的食物。

(3)确定在第二步中发现的食物是否能解释大多数的病例。

(4)为方便起见,可以构建如下所示的表格。

A食物	发病	健康	合计	罹患率	罹患率比
吃	a	b	$a+b$	$AR_1=a/a+b$	$RR=AR_1/AR_2$
未吃	c	d	$c+d$	$AR_2=c/c+d$	
合计	$a+c$	$b+d$	$T=a+b+c+d$		

表2   食物别罹患率

米饭	食用某食物的人群				未食用某食物的人群				RR
	发病	健康	总共	罹患率	发病	健康	总共	罹患率	
羊排	62	31	93	66.7%	2	0	2	100.0%	0.67
番茄酱	63	25	88	71.6%	1	6	7	14.3%	5.0
	50	26	76	65.8%	14	5	19	73.7%	0.89

问题15b: 这些计算是否有助于确定午餐中哪种食物可能与这次暴发有关?

食用米饭

	发病	健康	合计	罹患率	
是	62	31	93	62/93=66.7%	RR=66.7/100
否	2	0	2	2/2=100.0%	=0.67
合计	64	31	95		

食用羊排

	发病	健康	合计	罹患率	
是	63	25	88	63/88=71.6%	RR=72.6/14.3
否	1	6	7	1/7=14.3%	=5.0
合计	64	31	95		

食用番茄酱

	发病	健康	合计	罹患率	
是	50	26	76	50/76=65.8%	RR=65.8/73.7
否	14	5	19	14/19=73.7%	=0.89
合计	64	31	95		

从上述结果推断:羊排是最可能的传播媒介物,因为那些吃羊排的人罹患率高,而不吃的人罹患率低。

有1例患者否认吃过羊排,可能的原因解释如下:

(1)是不相关的病例。

(2)交叉污染,如共用的容器、匙、盘、柜等,或从肉污染米饭。

（3）回答错误（如忘记或有目的地否定吃羊排）。

（4）记录错误。

真正的传播媒介物应具备以下三方面的特征：

（1）吃过这种食物的人罹患率高。

（2）未吃过这种食物的人罹患率低（因此差异或比值高）。

（3）大多数病例都暴露了，所以该暴露即使不能解释全部病例，也能解释大多数病例。

注意：流行病学证据表明，暴露与续发病例的疾病之间相关，但不证明因果关系。

问题16：简述需要做哪些进一步的调查。列出一种或多种可能导致可疑食物污染的因素。

答：（1）仔细调查可疑食物的成分、准备和贮藏。对于细菌性食物中毒需要调查的因素有：

①最初的污染来源（初制品或加工、消费品）。

②准备、加工、送菜和贮藏过程中的时间或温度不当。

（2）可能询问的特定事件：

①鲜肉类：有些食物可能有较高的危险性，动物肉类常常在屠宰时发生污染，这通常难以控制。

②肉类食物加工前的贮藏（应冷冻或冷藏），通常没有问题，因为大多数肉类不是生吃，经烹调后可大大减少疾病发生的危险性。

③加工过程：有时加工的温度和时间难以控制，如在公共和私人食堂烹调的温度和时间很少进行监控，未达到足够的温度可能会导致产气荚膜杆菌以外的相关疾病。

④交叉污染：由于刀具、柜、切板和锅或容器在没有清洗干净的情况下交叉接触生、熟食物。

⑤熟食冷藏不当：常见于产气荚膜杆菌暴发。

⑥剩余食物重新加热不足。

⑦供应时的温度也难于控制，而通常与疾病的暴发相关，包括产气荚膜杆菌。

问题讨论 4

问题17：通过这次暴发调查，你建议采取什么控制措施？

答：对于这次暴发调查，建议采取以下控制措施：

(1)收集适用于实验室分析的标本,然后销毁剩余食物。

(2)防止将来发生类似事件,方法包括:

①教育食物加工者应用合适的加工技术,并强调加工时间、温度的重要性。

②为食物的烹调、冷却、供应和贮藏配备必要的设施。

③使用设施时应清洗干净。

(3)预防产气荚膜杆菌感染的基本原则:

①烹调时,所有食物的内部最低温度要达到 75 ℃。

②烹饪后立即食用,或保持在 60 ℃以上的温度。

③清除剩余食物或马上冷却和保存在 4 ℃以下。

④若剩余食物需要重新食用应重新加热,并达到 75 ℃以上。

问题 18:处理这次暴发是否重要?

答:重要,理由为:

(1)鉴别本次暴发的相关危险因素,将来发生类似事件采取相关的必要措施。

(2)证明本次事件不涉及人为中毒(如投毒)。

(3)展示公共卫生工作人员能对问题做出快速反应,并利用流行病学方法鉴别致病因子。

第十一章　医学文献评价

一、研究目的、假设和意义

问题 1：文献的主题是否突出？

答：本次文献的主题突出，是一项关于夜间睡眠时间与女性乳腺癌发病风险关系的研究，题目为"夜间睡眠时间与女性乳腺癌发病风险的前瞻性队列研究"，作者以一项大型队列研究为基础，通过问卷调查的方式从开滦集团在职和离退休人员中收集了社会人口学因素及睡眠情况等信息，并随访观察了女性乳腺癌的发生情况，探讨了女性夜间睡眠时间对其发生乳腺癌风险的影响。因此，从总体设计上来说文献的主题较为突出。

问题 2：是否阐述了问题的重要性？

答：文献对研究的重要意义进行了详细、综合的叙述，主要集中在文章的背景部分，如强调了所研究的疾病是一类常见的癌症和重要危害，表述如下："我国每年乳腺癌新发病例约 27.3 万，占女性恶性肿瘤发病的第一位，且其发病率逐年上升，对我国女性的健康和生命产生了严重威胁。"可以看出所研究疾病对女性的危害及其公共卫生意义和重要性。同时，文献也介绍了相关研究的现状，如"作为人群生活方式重要指标之一的夜间睡眠，其时间长短可能与一系列健康效应相关，如高血压、冠心病等，其中就包括乳腺癌"。这样的表述从侧面印证了所研究问题的重要性。

问题 3：目前该问题的国内外研究进展情况如何？

文献就所涉及的科学问题进行了描述，主要可见于文献的背景及讨论部分。文献首先对关于夜晚睡眠时间与乳腺癌发病间的生物学机理的研究进行了介绍，即目前研究提示褪黑激素在其中起着关键的作用，但尚无定论。

其次，对国外进行的队列研究进行了描述，文中表述为"早期的研究表明夜间睡眠时间过长或过短可增加女性罹患乳腺癌的风险，但之后一些更大样本量和长随访时间的队列研究显示，两者间关联性较弱或并无统计学关联"。

最后，文章对国内相关研究进行了分析，文中表述为"针对睡眠时间与我国女性乳腺癌发病风险间的研究较少，且均为病例对照研究。其中一项研究结果表明，睡眠时间偏短与偏长均与乳腺癌的发生相关。而另两篇病例对照研究则提示充足的睡眠对女性乳腺癌的发病有一定的预防作用"。

作者进一步对相关问题的研究现状作了简要归纳:"目前关于睡眠时间与乳腺癌发病的流行病学研究尚未达成一致性的结论,且多针对西方人群,对中国女性中两者关系的研究,尤其是前瞻性队列研究相对较少,仍需进一步的证据累积。"显然,文中对国内外相关研究现状进行了简单的描述,并对其进行了归纳和分析,这样的内容也提示了本次研究的必要性。

问题4:本课题是否为当前重大的公共卫生(医学)问题?

答:首先,所研究疾病是我国女性中一类重要的疾病。文章中提到"我国每年乳腺癌新发病例约27.3万,占女性恶性肿瘤发病的第一位,且其发病率逐年上升,对我国女性的健康和生命产生了严重威胁"。其次,夜间睡眠长短在乳腺癌发生中的作用存在争议。在文中的讨论部分明确指出:"无论是队列研究还是病例对照研究,研究结果均不尽相同。"最后,睡眠对于每个人来说都是必需的,因此,明确夜间睡眠长短与乳腺癌的关联尤为重要。由此可见,本课题是当前重大的公共卫生问题。

二、研究设计

(一)研究的设计类型

问题5:本次研究是一项什么类型的研究?

本次研究是一项前瞻性队列研究,研究中一共选择了24692名女性进入队列研究,平均随访时间为4.38年。通过基线调查,收集社会人口学因素及睡眠情况等信息,并随访观察女性乳腺癌的发生情况,通过健康体检获得了截至2011年12月31日发生乳腺癌的女性患者。通过以上描述,可看出本研究符合队列研究的基本特征,如:

(1)属于观察性研究。夜间睡眠长短不是给予或随机分配的,而是在本研究开展之前就在研究人群中客观存在或自然形成的。研究结局(即乳腺癌)也是在非干预情况下发生的。

(2)研究对象按暴露与否进行分组。研究者根据睡眠时间的长短,将样本人群分为睡眠偏短组(≤6 h/d)、参比组(7 h/d)和睡眠偏长组(≥8 h/d)。

(3)时间上有前瞻性。在研究开始时,研究对象均未发生结局事件,需要随访一段时间后结局事件才会发生。

(4)是从"因"到"果"的研究。从病因链的角度来看,疾病发生之前已确立了研究对象的暴露状况。

（二）资料的来源和方法

问题6：研究对象是否有代表性？是否对暴露因素和研究结局进行了严格的界定？暴露组与非暴露组在重要的研究因素方面是否可比？对参加者可能承担的风险是否已作了说明，并征得了参加者的同意？

答：文章对研究对象作了相关说明。作者在一项大型队列研究的基础上开展了本次研究，因而研究对象是本次大型队列研究的成员，具体如下：调查对象来源于河北省开滦集团的在职及离退休员工，自2006年5月1日起，该集团为在职及离退休员工开展了福利性健康体检活动，每2年为1个周期，截至2011年12月31日，共组织体检3次，有137366名职工参与了健康体检。本研究按照以下纳入标准选择样本人群：女性，年龄不低于18岁，基线问卷调查时年龄（或出生日期）、睡眠时间等信息无缺失，进入队列前无恶性肿瘤史，签署知情同意书。最终纳入24692名女性进行分析研究，可见样本人群具有较好的代表性。

本研究的研究因素为夜间睡眠时间的长短，结局事件为乳腺癌的发生，研究者对睡眠时间的长短进行了严格的界定：将样本人群分为睡眠偏短组（≤6 h/d）、参比组（7 h/d）和睡眠偏长组（≥8 h/d）。同样，研究者对乳腺癌的发生进行了界定：队列中女性乳腺癌的发病（ICD-10为C50）作为结局变量。

暴露组与非暴露组的基本资料如表10-1所示。表中详细列举了样本人群的社会人口学特征，暴露组与非暴露组在年龄、吸烟、饮酒、饮茶、体育锻炼、BMI等方面的差异均有统计学意义。设立非暴露组的目的就是作为比较，以便更好地分析暴露的作用，因此，选择非暴露组的基本要求就是尽可能保证与暴露组的可比性。而本研究的暴露组与非暴露组比不具备较好的可比性，但是在后续的分析中，利用多因素的方法可以别除非暴露因素的干扰。因此，即使两组之间不具备可比性，但对后续的分析结果并无显著的影响。

由于研究者同样本人群签署了知情同意书，说明在知晓可能的风险的情况下，样本人群仍同意参加本次研究，所以研究征得了参加者的同意。

（三）研究对象的选择

问题7：如何收集暴露信息？是否考虑到了偏倚和误差？是否采取了特殊的步骤以保证所需信息测量资料的可靠性、完整性？

答：本次研究的暴露信息是通过体检时进行的问卷调查收集的，睡眠时间全靠被访者的回忆，而不是利用精密的仪器测量而得到的，故信息偏倚（特别是回忆偏倚）在所难免。文中仅提及随访时进行结局事件信息搜集时是如何控制质量的，未涉及暴露信息收集的质量控制。

问题 8：是否有资料整理内容？资料整理是如何进行的？

答：本次研究资料的整理细致、合理。文中表述如下：截至 2011 年 12 月 31 日，共组织体检 3 次，有 137366 名职工参与了健康体检。本研究对象的纳入标准为：女性，年龄不超过 18 岁，基线问卷调查时年龄（或出生日期）、睡眠时间等信息无缺失，进入队列前无恶性肿瘤史，签署知情同意书。最终纳入 24692 名女性进行分析研究。

问题 9：病例的诊断标准是否明确？有何测量指标？这些指标是否有明确的定义？测量方法是否标准化（调查表、测量仪器和试剂等）？资料收集是否完整？是否采用了盲法？测量指标的种类或分类是否恰当？如果采用抽样方法，则下述几个方面是否阐述清楚？抽样范围的描述及确定，抽样范围的完整性，抽样方法，样本大小的确定情况如何？

答：病例的诊断标准较为明确，资料收集是建立在一项大型队列研究基础上的前瞻性资料。作者在文中对乳腺癌的判定所述如下："将开滦集团医疗保险系统、唐山市医疗保险系统以及开滦总医院的信息系统提供的数据作为补充。对随访过程中的新发病例，调查人员到其诊治医院进行病历和病史核查予以确定。对于女性乳腺癌的确认根据 ICD-10 编码，编码为 C50 作为结局变量。"

文中并没有提及具体的对于所述疾病进行判定的操作，而数据是由开滦集团医疗保险系统、唐山市医疗保险系统以及开滦总医院的信息系统提供的，因此资料应该是可信的。另外，在文献中，作者是将本次研究建立在既往的一项大型研究的基础上的，并未采取传统的随机抽样方法，但是针对开滦集团在职及离退休员工进行调查，样本量较大，结果可信。

三、调查结果与分析

问题 10：调查论点是否明确？论据是否充分？推论是否合理？

答：本次研究是一项建立在大型队列基础上的前瞻性队列研究，用来探明女性睡眠时间与乳腺癌发病风险的相关性，论点为夜间睡眠不足会降低褪黑激素分泌水平，可能会对乳腺癌的发生有所影响。文献以此次前瞻性研究的结果为论据，通过本次大规模的前瞻性调查，发现参比组、睡眠时间较长组和较短组之间，乳腺癌的发病风险并无统计学差异，由此推论出夜间睡眠时间与乳腺癌的发生并无关联。推论虽然合理，但是缺少直接证据，并且本次队列研究随访时间较短，导致研究结论缺乏可信性。

问题 11：研究的结论能否外推到其他人群？

答：此项研究的结论外推性并不好，因为本次研究虽然是基于大样本人群的调查，但是样本人群均为河北省开滦集团的在职及离退休员工，这就导致了样本人群的代表性较差。如果职业性因素是乳腺癌高危因素的话，则此次研究的结论显然不适用于一般人群。

问题12：是否论及了该研究结果的局限性及可能的偏倚和混杂？

答：针对本次研究可能的不足之处，作者在讨论部分进行了阐述。另外，作者对可能存在的偏倚和混杂进行了研究。例如，在文献中作者主要叙述如下："本次前瞻性研究也存在一定的局限性，首先是随访时间较短，平均随访时间为4.38年，乳腺癌发病例数仍需进一步的累积，此外缺少对女性工作种类和倒班状况等信息的采集，使得研究难以开展更为具体的亚组分析，同时睡眠时间有待细化分类，如'实际睡眠时间'与'在床上时间'的区别分类分析。"

问题13：是否考虑到研究结果还有其他解释？

答：作者对部分结果给予了其他解释，如作者对各研究结论不一致的解释为"各研究之间结论的差异可能与人群的异质性、研究的设计等因素相关。之前三项研究的对象分别居住在广东省和浙江省，属我国南方居民，本研究对象则为华北地区的唐山市居民，人群间异质性较大；且病例对照的设计方式对因果关系的证明力度远不如队列研究，故其结论有待进一步探讨验证"。另外，文章中对出现阴性结果的解释为"随访时间较短"。

问题14：是否考虑到资料不全和混杂因素对结论的影响？

答：在本篇论文中，作者对资料不全及混杂因素对结论的影响情况进行了分析，表现在以下几个方面：首先，本次研究中"采取主动随访和被动随访相结合，所有研究对象每2年进行1次健康体检，以了解恶性肿瘤的发病情况，同时为避免病例遗漏，每年进行1次被动随访，将开滦集团医疗保险系统、唐山市医疗保险系统以及开滦总医院的信息系统提供的数据作为补充。对随访过程中的新发病例，调查人员到其诊治医院进行病历和病史核查予以确定"。这提示本研究中乳腺癌发病率数据是完整的。其次，作者对可能的混杂因素在分析过程中也进行了分层分析。最后，本文在讨论部分也分析了部分资料不全对研究结果的影响："缺少对女性工作种类和倒班状况等信息的采集，使得研究难以开展更为具体的亚组分析。"

综上所述，本文对混杂偏倚进行了较好的控制，乳腺癌发病的资料较为齐全，但尚缺少对工作种类和倒班状况等信息的采集，可能会对研究结果造成一定的影响。

问题 15：样本量是否足够？

答：本次研究建立在一项大样本的健康体检活动的基础之上，研究中的调查对象有 137366 人，最终能够符合筛选条件的调查对象有 24692 人，观察时间相对较短，平均随访 4.38 年，但仍收集了新发乳腺癌病例 107 例，因而可认为本次样本含量足够大。

（四）分析所用的统计方法和解释的准确性

问题 16：列出的数据在不同的表格和图之间是否有相互不符合的地方？

答：文献作者共列出了 3 张表格，表格的内容与表头相符合，表头能够反应所表述的内容，表格中的数字准确，无不符合之处。在本篇文献中，作者所使用的表格均为三线表，在必要时添加了附线和表注，表内各项所含的内容和数字没有重复，对所采取的统计方法、统计量均在表格中明确标记。

问题 17：表格中所列数据是否有错？不同的表格数字是否相符？缺项资料是否作了说明？

答：本次作者所列出的 3 张表格中的数字表达准确，不同表格间的数字无冲突，表内各项所含的内容和数字没有重复，所缺资料在数据整理过程中已作了充分说明。

问题 18：病例和非病例在重要因素上的差异是否进行了标准化？

答：这是一项队列研究，研究中已通过多因素的统计模型对一些可能的影响因素进行了控制，主要有年龄、是否打鼾、受教育程度、BMI、饮酒情况和饮茶情况等。

问题 19：是否用统计方法进行了检验？检验方法是否恰当？请解释是否准确。

答：作者在本篇文章中对所涉及的统计问题进行了深入描述，详细内容表达在文章的统计分析部分及上述 3 个表格当中。根据病例和非病例的基本特征分布的差异，采取不同的统计学方法，研究中计数资料的比较采用了卡方检验。队列中人年数采用精确法进行计算，进入队列的时间为首次接受体检的时间，出队列时间为发生乳腺癌的时间、死亡时间或随访截止时间（2011 年 12 月 31 日）。采用多因素 Cox 比例风险回归模型分析夜间睡眠时间与女性乳腺癌发病的风险比（HR）及其 95％ 可信区间（95％CI），调整的变量包括年龄、受教育程度、BMI、饮酒情况和饮茶情况。以条件指数为指标判断调整变量间的共线性，条件指数低于 30 则认为不存在显著共线性。趋势检验是将夜间睡眠时间作为连续性变量纳入模型中进行检验。用以上统计方法对所采集的资料进行统计较为合理,方法的使用是适当的。文献中也对相关变量如睡眠时间、BMI等指标进行了详细的定义。

文献对所得的结果进行了合理的解释,如 Cox 比例风险模型单因素分析提示,夜间睡眠偏短(HR=0.99,95%CI=0.52~1.87)或偏长(HR=0.84,95%CI=0.49~1.45)与乳腺癌的发病风险并无统计学关联(p=0.45)。多因素模型(条件指数为28.35,未提示各自变量间有显著共线性)分析也显示夜间睡眠时间偏短(HR=0.82,95%CI=0.43~1.56)或偏长(HR=0.94,95%CI=0.54~1.64)与女性乳腺癌的发病无统计学关联(p=0.64)。进一步以年龄(低于 50 岁和不低于 50 岁)、是否打鼾和 BMI 等级(低于 25 kg/m² 和不低于 25 kg/m²)进行分层分析,结果与其相似。但在 BMI 低于 25 kg/m² 的女性中,随着睡眠时间的增加,患乳腺癌的风险有降低趋势(p=0.049)。

五、怎样进一步改进此类研究

问题 20:如需要进一步改进此类研究,你会从哪里着手进行?

答:应从下面几个方面对研究进行改进:

(1)提高随访的时间,从而积累更多的病例。

(2)进一步了解样本人群的工作种类和倒班状况等信息。

(3)可开展一些微观方面的研究,例如褪黑激素、雌激素水平等,这样的检测指标可提供更加丰富的信息,反应机体暴露情况,可直接探明其与乳腺癌之间的危险关系。

附录 不同教学模式比较与评价综述

一、LBL 教学法

LBL 即"lecture-based learning"的缩写,就是传统的讲授式教学法,是以教师为主体,以讲课为中心,采取大班全程灌输式教学的方法,是目前应用最广泛的一种教学法。其基本做法、相关条件要求、相适应的考试评价方法、教案讲稿要求、备课预讲试讲做法等都有成熟的定型范式。

(一) LBL 教学法的优点

1. 节省教学资源

LBL 教学法采取大班教学,通常是一名教师教几十名甚至上百名学生,这有效地节省了教学人力资源,符合我国目前仍存在的师资力量短缺的实际情况。

2. 传授知识具有准确性、系统性和连贯性特点

LBL 教学法有利于发挥教师的主导地位,充分利用教师的专业知识,使教师可以对教授内容作全面、系统的分析讲解,既能准确、快速地把知识传授给学生,又能保证传授知识的系统性和连贯性。

3. 对学生的基本能力要求低

LBL 教学法以教师为主体,其授课质量、课堂气氛等主要靠教师个人把握,因此,教师可以照顾到绝大多数学生的接受能力,将所授知识深入浅出,按期完成教学任务。

4. 现代技术丰富了 LBL 教学

随着科学技术的进步,多数院校早已采用多媒体教学,避免了教师在课堂上做大量的板书,提高了讲课效率;同时,互联网又极大地丰富了教学内容,教师可在网上找到大量的案例、图片、视频等教学资源,授课时可以图文并茂,这不但有利于学生的理解,还有助于提高学生的学习兴趣。

（二）LBL 教学法的缺陷

1. 不利于调动学生的学习积极性

LBL 教学法以教师为主体，教师在讲课中注重知识量的传播，部分教师为完成教学任务，可能出现"满堂灌"的情况，这不利于调动学生学习的积极性，容易使学生产生倦怠心理，因此有人称其为"灌输式教学"。

2. 不利于培养学生的独立思考能力

LBL 教学法中，学生是被动学习，老师代替学生去思考和解决问题，学生自我发挥的空间较小，久而久之，学生在遇到问题时会产生对老师的依赖性。因此，该教学法缺乏对学生独立思考和解决问题能力的培养，所以很多人称其为"填鸭式"教学，这不利于学生以后的个人发展，也有悖于现今社会培养创新型人才的目标。

3. 学生对知识的运用能力较差

医学是一门应用学科，LBL 教学法注重知识点的讲解，这使得学生的应试能力较强，但对知识的应用性较差。此外，LBL 教学法的各学科界限分明，学科间的横向联系较少。而实际工作中，通常是一个问题综合了多个学科，这会使学生所学理论知识和实际情况差别较大，学生难以有效应用所学知识。

综上所述，尽管讲授式教学法存在诸多缺陷和质疑，但至今仍是其他教学法所不能替代的。教师应根据教学内容和教学对象灵活运用。可以认为，对自主学习能力较差的学生，还是应以此方法为主；对高素质的学生群体，因其主动学习能力和自学能力以及理解能力均较强，此种方法会较大程度地束缚学生自身能力的发挥，不利于开发其内在的潜力以及创造力。

二、PBL 教学法

PBL 是"problem-based learning"的缩写，是以问题为基础，以学生为主体，以小组讨论为形式，在授课教师的参与下，围绕某一医学专题或具体病例的诊治等问题进行研究的学习过程。PBL 是以问题为导向的教学方法，是以学生为中心的教育方式。PBL 教学法最早起源于 20 世纪 50 年代的美国大学医学院，1969 年由美国神经病学教授巴罗斯（Barrows）首先把 PBL 教学法引入了医学教育领域。

（一）PBL 教学法的优点

1. 顺应时代的发展要求

PBL 教学法在教学过程中以学生为主体，让学生通过查找资料和讨论来解决问题，锻炼了学生的自学能力、解决问题的能力，并有效地开发了学生的潜力和创造力，这适应了当今社会对创新型人才的需要。

2.调动学生的主动性和积极性

PBL 教学中,学生变被动学习为主动学习,通过自主学习以及组内讨论来解决问题,成为了课堂的主体,这提高了学生的学习兴趣,调动了他们学习的积极性。

3.提高了学生的综合素质

PBL 教学形式多样,既有课下的自主学习,又有课上的小组讨论,这不但提高了学生的自学能力和解决问题的能力,也提高了学生的团队协作能力和沟通能力,既有利于学生的个人发展,也适应了当代社会对综合性素质人才的需要。

4.提高了学生对所学知识的运用能力

PBL 教学旨在促进学生从自主学习的角度进行实用性学习,授课以案例为基础,将各基础学科、临床学科及预防医学的知识点贯穿于一个个真实的案例中,打破了学科的界限,锻炼了学生以解决实际问题为中心的发散思维和横向思维,大大提高了学生对所学知识的运用能力,如表1所示。

表 1   **LBL 教学法与 PBL 教学法的比较**

项目	LBL 教学法	PBL 教学法
学习目的	传播知识,对每一课程的教学均有较大的深度和广度,知识全面、连贯、系统	促进学生从自主学习的角度进行实用性学习,以培养合格、有能力的医护人员为目的
内涵	学科界限分明,学生理论较强但运用知识能力较差	以案例为基础,学科间交叉渗透,培养学生以解决实际问题为中心的横向思维
教学形式	以教师为主体、以讲课为中心	以学生为主体,以问题为中心
评估体系	终结性评价,在整门课程结束后进行统一考试	形成性评价,根据每次讨论学生回答问题的次数、质量及资料复习书面报告进行综合评估

(二)PBL 教学法的缺陷

1.学生的基础知识欠扎实

PBL 教学法一改传统式教学法为以临床问题为引导的基础理论学习,其课程内容含量少于传统课程,学生将注意力集中到解决问题上,而忽略了对知识点的掌握,所学知识缺乏系统性和连贯性。

2.加重了学生的学习负担

PBL 教学的成功开展需要学生的主动配合,从准备资料开始,要结合病例去查阅大量文献资料,从而得出最佳结论。因此,前期准备工作的时间约需一周,大大多于普通的课堂学习。目前,我国学生的课业负担仍然很重,占用学生大量的课余时间,久而久之会使学生产生抵触心理,难以收到良好的教学效果。

(三)PBL 的核心理念

经典的 PBL 是一种模式课程,有着自己独特的教学组织形式、教学过程和教学方法,是一种综合的课程形式。其将问题作为基本因素,将课程内容相互联系起来,让学生积极参与学习过程;学生小组讨论和教师的引导是教学的主要形式;课程强调问题的解决,而不是单纯获得知识。然而,这里的"解决问题"并不是目的,它只是一个载体,学生在解决问题的过程中学习到必要的知识,学习正确的临床思维和推理方法,培养自学、团队协作、沟通交流等能力才是 PBL 的根本目标。PBL 本身也可以看作是一种新的教学方法,其他课程模式中都不同程度地使用了 PBL。PBL 以学生为中心,在老师的引导下,以小组为单位,围绕着一个问题进行讨论,其核心思想是将问题作为学习和整合新知识的起点。但 PBL 又不同于一般的教学方法,其与课程设计有着密切的关系。只有遵照其本身独特的课程设计策略,PBL 在其他课程模式中的使用才会体现自身积极的意义和价值。

(四)PBL 的实施方法

PBL 的具体实施方法如下:6~8 名同学组成一个学习小组,并配备 1 名导师。在导师的引导下,学习小组完成一个接一个的学习周期(learning cycle)。每个周期把问题的呈现作为开始,这个问题应该描述了某个知识领域引人注目的发现或者以实际经验为依据的现象。然后学生分析这个问题,并尝试着分辨出问题所隐含的相关真相,从而把这个问题再现出来。当学生们把问题的定义理解清楚之后,他们会相互合作,运用以前学到的知识,提出问题的最初解决方案。当然,此方案一定存在某些不足,不能完全解释问题,需要学生根据这些不足设定学习目标。学生们通过各种手段自学,完成他们各自的学习目标后,回到小组中来,向他们的同伴汇报自己的成果,大家进一步讨论修正最初的解决方案,并设定下一步的学习目标。通过不断重复学习周期,学生可以获得相关领域的理论知识,同时也可获得自学技巧等。在整个过程中,导师不再是知识的传授者,而是在一旁引导学生完成讨论以达到预定的学习目标的指导者,促使学生学以致用、友好和谐地进行讨论。

（五）PBL 教学模式的适用范围

1. 低年级不宜适用，高年级适用

目前，我国医学院校的学生在以往的学习中，基本上接受的都是传统模式教学，自学能力差，对一入学就采用 PBL 教学难以适应。所以必须结合这一特殊性，建立循序渐进的教学过程，先以 PBL 教学目标为导向，为低年级学生打好理论知识基础，然后再在高年级中逐步开展 PBL 模式的教学。这样能够更好地发挥 PBL 教学的优势，提高学生的学习兴趣，激发学生的思维，调动学生的积极性和主动性。

2. 基础课及专业基础课不适用或较少适用，专业课适用

基础课及专业基础课不采用或依据适合的课程内容较少采用 PBL 教学，而应主要采用传统教学法，这样可以充分发挥传统教学法的优势，使学生充分、全面、系统、扎实地掌握基础理论知识；在此基础上，专业课采用 PBL 教学，学生站在一个较高的起点上，开展起来更容易。如果在尚不具备一定专业基础知识时就采用 PBL 进行教学，学生还不具备对新知识的理解能力，自学起来将非常困难。

3. 理论课部分章节适用

PBL 教学耗时较多，且学生需具备一定的基础理论知识，因此在医学理论课中全部采用 PBL 教学并不合适，只能对适合的内容采用。若全部采用 PBL 教学，学生也不能将大部分自由支配的时间全部投入到课程准备中，反而影响教学效果。

4. 实习课部分适用，实验课不适用

实验课是为了巩固和加强理论课所学的基础知识，提高学生的动手能力和分析能力，培养严肃的科学态度及实事求是的作风。如果把时间过多地用在实验 PBL 教学上，讨论一些理论问题，将大大减少学生动手锻炼的机会与时间，这就失去了开设实验课的意义。而对于分析思考能力的培养，可以通过引导学生认真分析实验结果的方法来进行，特别是当实验结果与预期有差异时，更要认真分析、讨论可能引起这种差异的原因。此外，还可通过综合性、设计性实验培养学生的创新思维以及分析、解决实际问题的综合能力。临床实习是医学生从理论学习到临床工作的必经阶段，可培养学生分析、解决问题的能力，培养学生具有良好的"医德医风"，尽快完成从"医学生"到"准医师"的转变，为毕业后独立工作打下基础。此时，学生已基本掌握医学基本理论、基本知识和基本技能，时间也较充裕，基本具备了实施 PBL 教学的条件。在实习课部分采用 PBL 教学，可以更好地培养学生的临床观察与诊疗思考的能力。

大部分课程采取 LBL 教学法，可使学生掌握系统、全面的医学基础知识；

小部分课程采取 PBL 教学,可训练学生的实际运用能力。两种教学方法有机结合、优势互补,不仅可以激发学生的学习兴趣,更主要的是有利于培养医学生的临床思维和综合能力,还可以解决教学时数不够、教学资源不足的问题,节约大量的教育经费。

（六）应用 PBL 教学存在的问题

距 PBL 首次引入我国已经过去 20 余年了,越来越多的医学院校都开始应用此方法。然而,PBL 教学方法本身的局限性以及我国长久以来一直实行传统课程教育体系的现状和经济发展状况,使 PBL 教学方法在推行时面临着许多新的难题。

1. PBL 教学方法本身存在问题

任何教学方法都不是完美无缺的,PBL 也不例外。和传统授课方式相比,PBL 的课程容量小,学生可能会将注意力集中在解决问题的过程上,而忽略了学习目标本身。传统授课方式将很多经验性的知识直接传授给学生,而 PBL 就要求学生自己去摸索,这样在一个问题上学生要花费更多的时间,在本就繁重的课业压力下,可能会加重学生的负担。同时,PBL 取消了教师的系统讲授,这不利于学生掌握完整的医学基本理论,导致其基础知识可能欠扎实。

2. 传统教育观念根深蒂固的制约

由于 PBL 本身的多变性和灵活性,使一些教师,特别是年龄较大的教师对 PBL 的观念难以接受。对于从小接受传统教育的学生来说,突然接触 PBL 这种完全由学生作为学习过程核心的教学方法,会觉得无所适从。PBL 的关键之一是发挥学生的主观能动性,使其能够调动自身的积极性与课程紧密结合。但是,由于长期传统教学方法的影响,学生的主动性普遍不高。师生双方面对 PBL 这种新的教学方式时,均缺乏必要的心理和技能上的准备,致使教学效果受到影响。因此,不能机械套用国外的 PBL 教学模式。实现 PBL 本土化是当前研究的重点方向之一。

3. 有效的评价体系尚未建立

PBL 是一种集教学过程和结果于一体的教学方法,而现行的对学生的考核方式只注重最终的考试成绩,而忽略了对学生学习过程的监控和评价。研究显示,若采用传统的教育评估方式(如执业医师资格考试),PBL 与传统教学法的结果相比并无明显差异,但大量事实证明 PBL 对培养学生解决实际问题的能力、团队合作能力、信息管理能力以及对提高学生满意度等方面具有优势。

4. 师资力量匮乏

PBL 是一种对于教师素质要求很高的教学方法,它要求教师必须转变传统的教学观念,充分理解 PBL 教学法的精髓,熟悉其教学过程。认识到教师是整个过程的组织者、参与者、指导者,适时地发挥教师的组织作用、参与作用、指导作用是 PBL 教学法顺利进行的关键,实现以"教"为中心向以"学"为中心的转变。PBL 对指导教师提出了新的挑战,教师不但要具有高水平的专业知识、专业技能和丰富的临床交叉学科的相关知识,还需具备较强的知识综合能力和组织领导能力。目前国内具有 PBL 执行能力的教师还为数很少。

5.教学资源不足

PBL 教学过程中需要大量的资源,如充足的图书馆馆藏、大量的文献数据库、适当的教材以及专门的教室和教具等硬件设施。这需要学校大力的资金支持和投入。

综上所述,PBL 教学法在国内全面实施的难度较大。首先,我国传统的教育观念根深蒂固,PBL 教学法需要学生在理念上彻底转变,学生经历了小学、中学的教学,已适应了传统的教学法,对一种全新教学法的适应尚需时日。其次,PBL 教学以促进学生自主学习为目的,这就需要学生具备一定的医学基础知识和较强的思维能力。我国医学生年龄普遍小于国外,国外医学生需先接受理工科教育后再接受医学专业教育,其自学能力和思维能力相对较强,我国学生整体能力相对欠缺。再次,国内现有的考试仍以笔试为主,相对缺乏与 PBL 教学法相配套的评价体系,PBL 教学法在一定程度上不适于我国现有的考试体系。此外,我国对 PBL 教学尚缺乏经验,思路不清,还存在师资力量不足以及教材缺乏等问题。因此,我国现阶段尚不适于大范围开展 PBL 教学。就目前而言,此方法较适用于研究生教育以及较好的本科院校,对中等本科院校以及高职高专只能作为传统教学方法的补充而非主导。

三、TBL 教学法

这里所说的"TBL"是"team-based learning"的缩写,即"团队教学法",与通常所说的"TBL 教学法"(task-based learning,即"任务式教学")有所不同。以团队为基础的学习是在以问题为基础的学习教学模式上形成的一种新型成人教学模式。不像传统的以授课为基础的学习那样,TBL 不再以教师为主体,而是以学生为主体,是一种以团队为基础,提倡学生自主学习,以将学生培养成终身学习者为目标的新型教学模式。

20 世纪 70 年代末,美国俄克拉荷马州立大学的米切尔森(Michaelsen)教授为了在学生人数增加的情况下保证教学质量,提出了 TBL 的基本教学模式。此后,TBL 理论在接下来的 20 多年中不断得到完善与发展。2002 年以前,国外学者称这种教学模式为"team learning"。2002 年,米切尔森等学者正式将这种教学模式命名为"team-based learning",并在美欧发达国家的医学课程教学中逐步推广应用。目前,国际上至少有包括美国、加拿大、澳大利亚、韩国、印度等 7 个国家和地区的医学教育接受并应用了 TBL,其中美国至少有 70 多所医学院校应用了 TBL。绝大多数已采用 TBL 的院校都取得了很好的教学效果,并积累了较为丰富和成熟的经验。

TBL 是在 PBL 基础上改革创新并逐渐兴起的一种新型教学模式,其强调的是有清楚学习目标的课前及课上的学习,在一定程度可弥补 PBL 教学法和 LBL 教学法的不足。通过课上不同的测验方式及作业,既保证了学生对基础理论知识的掌握,又培养了学生的实践技能,是一种结合二者优点的教学方法。

(一)TBL 教学法的优点

首先,TBL 教学过程通过不同的形式,实现了学生主动学习、讨论式学习和互学互教的拓展性学习,既注重学生临床技能的培养,又注重了基础知识的学习,真正做到了基础理论与临床技能培养并重。其次,TBL 教学法以团队协作为基础,提高了学生分析问题、解决问题的能力,以及团队合作和人际交往等综合能力。

(二)TBL 教学法的缺陷

TBL 教学法的缺陷也与 PBL 较为类似,包括学生耗时多,对学生的素质和能力的要求仍较高,以及对师资和教学条件的要求高等,这里不再赘述。TBL 与 PBL 都是对传统的以讲授方式为主的教学模式的改革,有着共同的目的,即改变传统教学模式以教师为主体的方式,将学生作为教学的主体,增加学习的趣味性。然而,两者在实施的过程中存在较多的差别,如表 2 所示。

表 2   **PBL 教学法与 TBL 教学法**

项目	PBL 教学法	TBL 教学法
内容	以病例为中心,倾向于临床应用	团队式教学,基础与临床并重
实施难度	跨学科程度高,对学生基本要求高	跨学科程度低,对学生基本要求低
适用对象	适用于有一定理论基础的医学生	适用于任何阶段的医学生
核心教学思想	教学以学生为中心,学习是由解决问题的知识缺陷带动的,强调学生导向的学习,并应用知识解决实际问题。学生的收获来自于导师领导的小组解决实际问题	教学兼顾学生为中心和教师为引导,先由学生学习,然后通过评估,最后应用于解决实际问题。强调应用老师的专业知识来解决实际问题,学生的收获来自于围绕实际问题的讨论以及老师对该组讨论的及时反馈

续表

项目	PBL 教学法	TBL 教学法
基本教学方法	教学中,老师逐步揭晓事先准备的案例,学生分析案例并发现解决问题的知识缺陷,学习缺如的知识以参加老师引导的讨论	教学中,老师指定学生的学习内容,学生通过自主学习参加准备度测试,并应用所学的知识在团队讨论中选择指定问题的解决方案
学习者的目的	教学中,学生的学习动力在于参与讨论并课外学习其感兴趣的案例,分享自己的见解,考试常常很简单	教学中,学生学习的动力在于自己以及所在团队在准备度测试中的良好表现以及参加团队讨论
教师的作用	教学中,教师组织案例来激发学生的学习,促进小组讨论,必要时给予引导,更多的像一个顾问,帮助学生完成独立学习。	教学中,教师需要制定教学目标,选择教学内容,准备测试题目,提出学生要解决的问题,组织团队讨论。教师是一个指导者,指导学生学习相关内容,并应用于解决实际问题
学生的作用	教学中,学生自己确定学习内容,并独立完成课堂外学习,参与小组讨论	教学中,学生独立完成课堂外的学习,参与团队讨论,并将团队讨论意见提交给全班讨论
支持条件	教学要求的教学资源更多,师生比例更小	教学可允许较大的师生比例

(三)TBL 的实施方案

TBL 是学生在团队基础上,围绕各教学单元中包含的核心概念及其应用展开主动学习,经过"个人独立预习概念→预习确认测验掌握概念→团队练习运用概念"的过程获取知识,并掌握对知识的运用。

1. TBL 开展前的准备

(1)设计 TBL 教学课程。首先,教师确定各单元的教学目标,并为学生准备关于预习目的与要求的提纲和提供参考资料,同时还须认真准备各单元的预习确认测验试题和在课堂教学中进行讨论的应用练习。

(2)分组并形成团队。教师将学生分成若干小组,其目的是以小组为团队基本单位,在组内和组间进行讨论、交流,提高学生的学习兴趣。分组须遵循

TBL 的原则：减少影响团队凝聚力的因素，合理分配小组成员的各种资源，小组的大小适当，小组成员保持相对稳定不变。

（3）设计评分方案。TBL 中个人的课程成绩包括个人表现得分（由个人测验成绩和期末考试成绩组成）、团队表现得分（主要是团队测验成绩）、同行评价得分（在 TBL 结束后，各小组成员评价组内其他成员在参与团队的表现、个人表现、组员对团队贡献大小、出勤率等方面的表现），一般以不同的得分或划定不同的等级进行评价。

2. TBL 实施流程

TBL 的实施流程包括以下三个基本阶段：

第一阶段：预习准备过程。学生在预习参考资料或提纲的指导下，通过课前的个人独立预习，熟悉掌握教学单元的课程内容。

第二阶段：预习确认测验过程（RATS）。包括：

（1）个人预习确认测验。各教学单元最先进行的是评价学生个人预习情况的预习确认测验，测验的内容主要由侧重于概念的单选题组成。

（2）团队预习确认测验。当个人预习确认测验完成后，学生立即通过团队讨论完成同样题目的测验。团队测验完成后，教师将评分后的个人和团体的答卷交还给学生，让他们针对测验题目展开讨论。

（3）申诉。在讨论后允许和鼓励任何申诉，即向老师提出任何意见或疑问。

（4）教师反馈或总结。待所有团队提交了申诉后，教师可通过一个小型的演讲或讲座来解决学生提出的问题。

第三阶段：运用课程概念过程。接下来，学生开展讨论团队概念运用练习的活动，每个团队成员必须积极参与，并记录讨论结果。在讨论结束后，各小组选代表发表团队的讨论结果，并与班级里的其他小组讨论自己的答案。最后，教师总结该单元的学习情况，并进行同行评价。

综上所述，TBL 不仅能促进学生将理论知识与临床实践相结合，还能培养学生的自主学习能力。TBL 最明显的特征之一是可以在学生数较多的情况下进行以小组为单位的小组教学，这特别适合于中国国情。若能很好地处理在实施 TBL 过程中遇到的问题，不断改革完善，将有助于教学观念的转变，促进对学生的素质教育。因此，作为对现有多种教学模式的一种补充、完善和优化，TBL 这种独具特点的教学模式必将在我国的医学教育教学中形成广泛的应用前景。

四、CBL 教学法

CBL（case study based learning）教学模式是根据我国实际情况，在高等医学教学中首次提出的一种新型教学模式。CBL教学法的核心是"以案例为先导,以问题为基础,以学生为主体,以教师为主导"的小组讨论式教学,其特点是打破学科界限,围绕问题编制综合课程,以提高学生学习的主动性,培养创新能力,提高学生获取新知识,有效运用知识解决新问题的能力为教学目标。

在预防医学领域,CBL教学法是指在教师的指导下,就某一主题运用涵盖该主题知识点的典型案例,组织医学生学习和讨论的一种教学方法。虽然CBL教学法在预防医学教学中不自觉地被采纳着,但在教学方法、案例选择、规范实施等方面尚无规范、系统的研究,实施效果不太理想。哈佛医学院"new pathway"的改革是案例教学的经典范本。

(一)CBL教学法的优点

1.可充分调动学生的积极性

CBL教学法是对传统教学的改革,它改变了长期以来老师惯用的"灌注式"教学,代之以实例、设问、分析以及学生的共同参与,以其生动性、现实性充分调动学生的积极性,提高教学效果。

2.可提高学生分析解决实际问题的能力

CBL教学法在实例中锻炼学生,全面提高学生解决实际问题的能力,可切实培养医学人才,避免纸上谈兵。

3.可巩固理论知识

从教育学的观点看,CBL教学法符合巩固性原则。它易于理解,有利于学生的记忆和激发学生的学习兴趣,有利于深化理论教学,巩固学生所学的理论知识。

(二)案例的编写

编写和选择教学案例是开展案例教学法的前提,案例质量的高低直接影响着教学效果的好坏。案例的选择应依据以下原则:

1.主题鲜明

一个案例围绕一种流行病学方法或一个主题,如大肠癌的筛检试验(见前文案例部分)。这个案例必须显性或隐性地涵盖该主题所涉及的80%以上的知识点,使学生能通过讨论加深对重点和难点的理解,达到举一反三、触类旁通的效果。大肠癌筛检试验的案例中就涉及了筛检的定义、分类、真实性评价、可靠性评价、预测值的计算、收益等重要内容,同时对筛检临界点的确定方法也进行了学习。

2.客观真实

案例要来源于实际工作,真实性是准确性的保障。这就要求教师平时善于积累,完善案例。可以通过文献复习的方式,查阅现有的教材、专著、期刊论文等文献,摘录并改编成相应的案例。

3.逻辑性强

案例的逻辑性直接关系到学习效果。案例设计者犹如电影导演,一个主题可以从不同的角度编写,以不同的表现形式编写。如反应停事件案例,可以从因果关系论证的角度编写,也可以从流行病学方法学的角度编写。在编写时,可分步透露研究背景、研究设计、研究实施及研究结果,以免过于简单,减弱学生的学习兴趣;可设不同的悬念,激发学生鉴别诊断的热情。

4.难易适度

案例应充分考虑医学生的基础知识功底和对学科理解的深度,不可偏离教学大纲的要求。针对不同级别的学生,可专门撰写难易度不同的案例,如前面几章流行病学的案例以掌握基础知识为主,而现场流行病学、突发公共卫生事件、文献评价的案例以应用为主,从而为预防医学生日后的工作和科研奠定基础。

5.具有启迪性

好的案例能激发学生的学习兴趣,培养学生主动探究问题、查阅资料、分析思考的能力。同时,职业健康环境随着时代发展是在不断变化的,案例也应该具备时代性、人文性。对学科前沿知识的穿插可激发学生致力于医学科学研究的志向。

(三)设计问题

教师在案例教学中的角色不像传统灌注式教学中那样占主导,而是对案例的主题进行引导及调节课堂教学的节奏。教师在案例布置后不主动提问,而是交由学生自己发现问题、提出问题,并进一步进行分析解决。但这不代表教师完全处于旁观的角色,课前教师也应对所选案例进行深入研究,根据教学目的及主题设计问题。设计问题时,应该考虑以课程推进的理论体系为导向,由浅入深、由点及面。问题的内容要涉及基础医学和临床医学的各个知识体系,包括生化、生理、病理、诊断等学科知识。

(四)教师备课

教师在备课时要充分考虑到学生的基础知识背景,在自身对本案例主题相关知识充分掌握的基础上,明确教学目标,理清教学思路,认识教学中的重点、难点及可能遇到的问题,并提出相应的有效教学手段。

(五)组织实施

1.案例布置与分组讨论

由于课堂教学时间有限,当堂布置案例不仅会浪费教学时间,而且不利于学生进行查阅资料的准备,故案例布置应在课前完成,一般以课前一周左右布置较为适宜。布置案例的同时,还要让学生形成学习小组,主动提出若干问题和整理,并对参考资料进行查阅和讨论,作为课堂讨论的前期准备。

在传统灌输式教学中,学生以接受知识独立学习为主,案例教学要求学生主动思考,查阅大量资料,并相互合作,相互交流,开展课前的小组讨论,形成"学习共同体"。其中,学习小组的规模不宜太大,一般 4~6 人,不超过 8 人。小组讨论为每个学生提供了参与交流、发表见解的机会,提高了学生的学习主动性,培养了团队合作的精神,同时也锻炼了学生的语言交流能力和职业素养。

2. 课堂分析与总结归纳

课堂分析应尽量采用讨论式教学方法,即教师对案例进行简要介绍后,以学习小组的形式鼓励学生轮流进行提问及发言,教师仅作为主持人,巧妙地引导讨论,适时进行引导性讲解或归纳总结。教师每次讲解的时间不宜过长,所讲解内容仅作答疑或解惑。在学生讨论时,教师应注意讨论中显现的问题以及思想闪光点,以便及时调整课堂教学重点,使教学更有针对性。在归纳总结时,教师除点评学生的观点、论证方法、存在的问题等外,还应注意根据教学内容的逻辑主线提出完整的分析过程和结论,特别是对病例中涉及的关键问题作重点讲解,以达到案例教学的实际效果。

3. 课后作业与知识巩固

案例教学课堂分析后的必然结果是产生大量信息和结论。课后每位学生可根据课堂讨论产生的结果择其一两个侧重点总结归纳,并在课后进行进一步的扩充分析,撰写书面分析报告,字数以 1500~3000 字为宜,以巩固学生当堂学习的知识理论,培养学生讨论问题及总结问题的能力。

(六)实施中应注意的问题

1. 连贯性要求强

这就要求教师和学生对案例的内容作好翔实准备,才能在课堂上充分热烈地开展讨论。

2. 与传统教学的结合

对一些重要的基本概念的讲授,传统教学仍是必不可少的。在进行案例教学前,一定要有事先授课作为基础。

3. 案例的质量

低质量的案例反而可能会扰乱学生的逻辑思维,降低学生主动学习的积极性,降低课堂组织讨论的热情。相反,高质量的案例可达到事半功倍的效果。

4. 教师的角色定位

教师必须是有一定专业能力的较高年资医生,作为病例教学的组织者和指导者,课堂上教师要指导病例讨论过程,引导学生不偏离主题,思考、讨论并解决病例中的主要问题,但不过多干预学生的讨论。还要注意培养学生探求病例情境背后隐含的知识并解决问题的能力。

综上所述,LBL 教学法和 PBL、TBL、CBL 教学法各有其优缺点,因此应该根据授课内容及授课对象综合应用。应当看到,对医学生而言,在基础阶段的学习还是应以 LBL 和 TBL 教学法为主,而临床阶段的学习可逐渐采用 PBL 和 CBL 教学法。对理论性强、难以理解的知识,应仍采用传统的 LBL 教学法;对比较浅显易懂以及与临床关系较密切、更新速度较快的知识点,应采用 PBL 或 TBL 教学法,以便于学生的自我发挥,几种方法取长补短、相得益彰。

总之,教学有法但无定法,妙在启发,贵在得法。对教学法的研究是永恒的话题,也是永远没有标准答案的问题。对不同授课内容和不同的学生,在不同的教学条件和环境下,教师应灵活选用教学法,综合运用,从而达到最好的授课效果和人才培养质量。

图书在版编目(CIP)数据

流行病学原理及实践研究/张乐,于志刚,刘德辉主编.
—济南:山东大学出版社,2018.12
ISBN 978-7-5607-6274-6

Ⅰ.①刘… Ⅱ.①张… ②于… ③刘… Ⅲ.
①流行病学－研究 Ⅳ.①R18

中国版本图书馆 CIP 数据核字(2018)第 289671 号

责任编辑:李昭辉
封面设计:张 荔

出版发行:山东大学出版社
　　　　社　　址　山东省济南市山大南路 20 号
　　　　邮　　编　250100
　　　　电　　话　市场部(0531)88363008
经　　销:新华书店
印　　刷:山东和平商务有限公司
规　　格:787 毫米×1092 毫米　1/16
　　　　　12.5 印张　228 千字
版　　次:2018 年 12 月第 1 版
印　　次:2018 年 12 月第 1 次印刷
定　　价:36.00 元